Perspektiven bei

AUTISMUS

Ursachen und Lösungsansätze bei Autismus-Spektrum-Störungen

MICHAEL PETERSEN

Michael Petersen:

Perspektiven bei Autismus

Ursachen und Lösungsansätze bei Autismus-Spektrum-Störungen

Redaktion mediportal-online

Copyright © 2019 Michael Petersen, M+V Medien- und Verlagsservice
Germany Unternehmergesellschaft (haftungsbeschränkt)

Lektorat: Bettina Frey

Cover: @Lauria (fiverr.com)

Bild im Titel: iStockphotos

Bitte beachten Sie, dass die hier gegebenen Hinweise, Ratschläge und
Lösungsansätze aus einer langjährigen Erfahrung stammen, aber dennoch
nicht den Gang zum Therapeuten ersetzen. Weiterhin wird darauf
hingewiesen, dass die klassische Schulmedizin die Wirkung vieler der
vorgestellten naturheilkundlichen Verfahren und bioenergetischer
Schwingungen weder akzeptiert noch anerkannt hat.

13-stellige ISBN: **9781073807277**

WIDMUNG

Dieses Buch soll Ihnen helfen, die Autismus-Spektrum-Störungen
besser zu verstehen, deren Ursachen zu erfahren und moderne
Lösungswege kennenzulernen.

INHALT

DANKSAGUNG

Mein Dank gilt Ihnen, weil Sie mir Ihr Vertrauen schenken und dieses Buch lesen.
Außerdem danke ich allen, die mir mit ihren Erfahrungen geholfen haben, dieses Buch zu verfassen.

EINFÜHRUNG

„Von der Ausgangslage zu den Lösungsmöglichkeiten bei Autismus-Spektrum-Störungen"

Immer mehr Kinder leiden unter Autismus. Korrekter ausgedrückt, wurde bei Ihnen in den letzten Jahren immer häufiger die sogenannte Autismus-Spektrum-Störung diagnostiziert. Doch was steckt dahinter?

Diese Ausarbeitung soll Ihnen einen Überblick verschaffen, zu den Ursachen und möglichen Lösungsansätzen. Diese reichen viel weiter, als vielen bewusst ist.

Wir beginnen mit der klinischen Betrachtungsweise zu diesem Krankheitsbild und analysieren aktuelle wissenschaftliche Erkenntnisse. Dann fahren wir fort mit der ganzheitlichen Sichtweise bis hin zu einem speziellen energetischen Ansatz.

Nachdem wir dadurch ein Verständnis aus verschiedenen Blickwinkeln gewonnen haben, sehen wir uns diverse Lösungsmöglichkeiten an. Hier beginnen wir mit einem Überblick zu den klinischen Therapien und zeigen alternative Lösungen auf, um schließlich mit klugen Kombinationsmöglichkeiten abzuschließen.

Der Hauptfokus liegt auf unseren Bemühungen, die von Ganzheitsmedizinern angenommenen weitreichenden Ursachen einerseits und alternative Therapiemöglichkeiten andererseits aufzuzeigen.

Das vorrangige Ziel ist es, Lösungsalternativen und den Weg zu einer vielversprechenden bioenergetischen Therapie als Ergänzung aufzuzeigen. Dementsprechend kurz fassen wir uns zur konventionellen klinischen Betrachtung.

Dazu sind bereits zahlreiche Werke sowohl im Fachbereich wie auch für Patienten veröffentlicht worden, sodass diejenigen, die diese Informationen vertiefen wollen, auf die einschlägige Literatur verwiesen werden.

Michael Petersen
und die Redaktion mediportal-online

Bitte um Feedback

Wir freuen uns, wenn Sie uns schreiben, wie Ihre Erfahrungen sind. Vor allem, was Sie aus dem Buch genutzt und was Sie erreicht haben. Schreiben Sie uns bitte über die E-Mail: info@mediportal-online.eu

Webseite zum Thema:
www.autismus-spectrum.de

Mehr Infos auf unseren Gesundheits-Webseiten:
www.hausapotheke-natur.de
www.bioresonanz-zukunft.de
www.bioresonanz-erfahrungsberichte.de
www.gesundheit-ratgeber-buecher.de

Noch ein Hinweis an dieser Stelle, bevor Sie in das Buch einsteigen:

Aus verschiedenen Gründen sind wir verpflichtet, Sie darauf hinzuweisen, dass für zahlreiche Verfahren aus der

Naturmedizin die wissenschaftliche Anerkennung fehlt. Wie bei vielen Methoden aus der Erfahrungsheilkunde, die auf zum Teil mehrere tausend Jahre zurückblickt. Weiterhin wird darauf hingewiesen, dass die klassische Schulmedizin die Wirkung bioenergetischer Verfahren weder akzeptiert noch anerkannt hat.

Bitte beachten Sie, dass die hier gegebenen Hinweise, Ratschläge und Lösungsansätze aus langjährigen Erfahrung stammen, aber dennoch nicht den Gang zum Arzt, Heilpraktiker oder naturheilkundlich orientierten Arzt ersetzen können.

TEIL I
DIE AUSGANGSLAGE

„Von der klinischen zur ganzheitlichen Sichtweise."

Autismus-Spektrum-Störungen - so sieht es die klinische Medizin

Beginnen wir mit einem kurzen Blick auf die klassisch-schulmedizinische Betrachtung dieser Erkrankung.

Statistiken zufolge soll die Zahl der Betroffenen in den zurückliegenden Jahren deutlich gestiegen sein. Beispielsweise berichtet die Centers for Disease Control (CDC) in den USA allein für den Erhebungszeitraum von 2002 – 2006 von einem Anstieg um 57 Prozent (1).

Nach der schulmedizinischen Definition umschreiben Autismus-Spektrum-Störungen - kurz Autismus - den Gesundheitszustand eines Menschen, der mit einer tiefgreifenden Entwicklungsstörung einhergeht. Typisch für Betroffene ist ein eingeschränktes Interesse mit stereotypen Verhaltensweisen. Aufgaben im Alltag werden übermäßig starr und routiniert abgewickelt. Auffällig ist es, dass sich Betroffene ständig wiederholt und ausufernd mit Details beschäftigen. Auch in der Motorik können sich stereotype Verhaltensweisen zeigen, wie beispielsweise Schaukeln, Kreiseln usw. Ebenso auffällig ist, dass sie auf Menschen in ihrer Umgebung wenig achten und reagieren.

Die Sprachentwicklung und die Kommunikation sind beeinträchtigt. Ausdruck und Melodie der Sprache sind auffällig, was den Gesprächsaustausch mit anderen erschwert. Sie haben Schwierigkeiten, soziale und emotionale Signale zu bewerten und zu erwidern.

Da sie schwerer mit Umwelt- und Sinnesreizen umgehen können, kommt es schnell zu Überladungen mit Sinneseindrücken und unangemessenen Reaktionen.

Üblicherweise bestehen Schwierigkeiten, mit anderen Menschen Beziehungen einzugehen.
Außerdem kommt es häufig zu psychischen Begleitstörungen, wie Ängste, Schlafstörungen etc., bis hin zu Krampfleiden.

Dieses Krankheitsbild wird heute mit Autismus-Spektrum-Störung diagnostiziert. Der Begriff fasst die frühere Unterscheidung nach dem frühkindlichen Autismus, dem Asperger-Syndrom und den nicht näher bezeichneten tiefgreifenden Entwicklungsstörungen zusammen.

Zum Verständnis: Nach den früheren Differenzierungen wurde unterschieden:

- Beim frühkindlichen Autismus liegen die Merkmale in Verhaltensabweichungen, stark eingeschränkter Sprachentwicklung und motorische Beeinträchtigungen.
- Beim atypischen Autismus sind entweder nicht alle Merkmale erfüllt oder die Auffälligkeiten treten erst nach dem dritten Lebensjahr auf.
- Und beim Asperger-Syndrom ist eine altersgerechte Sprachentwicklung und korrekter Sprachgebrauch gegeben. Es zeigen sich aber ab circa dem vierten Lebensjahr die Verhaltensauffälligkeiten.

Neben diesen groben Unterscheidungen gibt es noch zahlreiche feinere Unterscheidungsmerkmale. Wie gesagt, wer das vertiefen will, wird auf die Fachliteratur verwiesen, zugunsten des Überblicks und den Lösungsalternativen im Sinne dieser Ausarbeitung.

Die zuvor skizzierte Unterscheidung wurde in jüngerer Vergangenheit aufgegeben, in den Begriff Autismus-Spektrum-Störung (ASS) zusammengefasst und charakterisiert sich in der Kombination von mehreren dieser Symptome, also im Sinne einer Symptomenkonstellation. Als Hintergrund wird angenommen, dass die Unterscheidung nicht wirklich möglich sei und man eher von fließenden Übergängen ausgehen müsse.

Anmerkung: Für ursachenorientierte Ganzheitsmediziner sind diese Unterscheidungen genauso wenig bedeutungsvoll, wie auch die Unterscheidung zu anderen Syndromen neurologischer und psychischer Erkrankungen. Sie suchen vielmehr nach den gemeinsamen Ursachen, als Grundlage für eine Vielzahl von Erscheinungsformen, wie sie von der klinischen Medizin unterschieden werden. Dazu später mehr.

Nach konventioneller schulmedizinischer Auffassung sind die Ursachen für Autismus-Spektrum-Störung nicht eindeutig geklärt. Allenfalls werden genetische Faktoren und Einflüsse während der Schwangerschaft, wie beispielsweise Erkrankungen oder Medikamente, angenommen.

Aus der Wissenschaft und Praxis zum Autismus

In den zurückliegenden Jahren sind einige spannende wissenschaftliche Studien zustande gekommen, die mögliche Hinweise auf Ursachen zum Autismus geben. Betrachten wir auszugsweise ein paar Beispiele näher.

Vorbemerkung: in den Medien, auch im Fachbereich, wird kurz von Autismus gesprochen. Dementsprechend verwenden wir auch hier die abgekürzte Bezeichnung.

- Forscher der Universität Basel gehen davon aus, dass Fehlfunktionen der Synapsen in den Nervenzellen des Belohnungssystems maßgeblich für die Autismus-Spektrum-Störungen sind. Sie berufen sich dazu auf mehrere Studien, die den Zusammenhang zu Funktionsstörungen dieses Systems für die typischen Veränderungen im Sozialverhalten bei Autismus nahelegen. Danach seien bestehenden Neuronen des Belohnungssystems bei Autismus-Betroffenen defekt. Im Versuch imitierten die Wissenschaftler bei Mäusen eine Mutation, die bei Autismus vorkommt. Dementsprechend zeigten sich die für Autismus auffälligen Verhaltensänderungen. Die Wissenschaftler folgern daraus, dass eine ungenügende Reifung der Synapsen eine Rolle spiele. Dazu kenne man inzwischen mehr als 100 Gene, die mit autistischen Symptomen im Zusammenhang stehen (2).
- Die Wissenschaftler der Rheinischen Friedrich-Wilhelms-Universität Bonn haben den Verdacht, dass bestimmte Signalstoffe des Immunsystems, die

sogenannten Chemokine, bei Autismus mitwirken, konkret der Signalstoff CCL 17. Chemokine sorgen wie ein Lockstoff dafür, dass Immunzellen in das Gewebe einwandern. Sie beeinflussen auch die Signalübertragung im Gehirn. Die Forscher beobachteten im Tierversuch, dass die Tiere bei Störungen dieser Signalfunktion Verhaltensauffälligkeiten zeigten. Daraus schlossen sie, dass „CCL 17 nicht nur das Immunsystem beeinflusst, sondern auch auf das Gehirn wirkt". Bei Menschen mit Autismus findet sich häufig ein erhöhter Spiegel von CCL 17 im Blut. Die Forscher schließen daraus, dass der Signalstoff bei Autismus eine Rolle spielt, beispielsweise bei einem Infekt oder einer allergischen Reaktion im Kindesalter. Allerdings fehle dazu noch die endgültige wissenschaftliche Bestätigung (3).

- Die Wissenschaftler des Universitätsklinikums Ulm weisen darauf hin, dass das Mikrobiom bei Autismus von Bedeutung ist. Das Mikrobiom ist die Gesamtheit aller im Verdauungstrakt vorkommenden Mikroorganismen. Zu einem gestörten Mikrobiom kann es bei einer unausgewogenen Immunregulation kommen. Den Zusammenhang von Störungen des Immunsystems im Darm und Erkrankungen des Gehirns nehmen Wissenschaftler schon lange an (4).

- Inzwischen haben die Experten des Universitätsklinikums Heidelberg auch das Hormon Testosteron im Visier. Sie beobachteten, dass das männliche Geschlechtshormon Testosteron vor und nach der Geburt bestimmte Risikogene im Gehirn erheblich stärker aktivieren. Ihre Untersuchungen zeigten, dass beeinflusst durch das Testosteron bestimmte Gene verstärkt in Proteine übersetzt werden und dadurch zu einem höheren Autismus-Risiko beigetragen. Dies könnte erklären, wieso Autismus bei Jungen viermal häufiger auftrete als bei Mädchen (5).

- Darüber hinaus werden auch Infektionskrankheiten als Ursache von Autismus angenommen, wie beispielsweise die Toxoplasmose. Nach Ansicht der Experten würde es dadurch zu Fehlfunktionen der Synapsen kommen (6).

- Eine Studie der Universität von Arizona bestätigt die Bedeutung des Darmmikrobioms für unser Gehirn und der Entwicklung von Autismus. Danach würden Kinder mit Autismus-Spektrum-Störungen (ASD) vierfach häufiger unter Verdauungsproblemen, wie Durchfall und Verstopfung, und zweifach häufiger an Schmerzen im Bauchraum leiden als Kinder ohne ASD, so das Ergebnis einer Metastudie (7).

- Umweltbelastungen stehen schon lange im Verdacht, zu Autismus-Spektrum-Störungen beizutragen. Eine bevölkerungsbasierte Fall-Kontroll-Studie in Kalifornien hat bestätigt, dass das Risiko, Autismus-Spektrum-Störungen zu entwickeln, ansteigt, wenn Kinder bereits vorgeburtlich bestimmten Pestiziden aus der Umgebung ausgesetzt waren (8).

- Langjährig erfahrenen Therapeuten, wie der Psychiater Dr. Harald Blomberg, beobachteten darüber hinaus eine Vielzahl von Faktoren, die Einfluss auf das Autismus-Risiko nehmen. So beschreibt er in seinem Buch Auffälligkeiten von Autismus im Zusammenhang mit der Schwächung des Immunsystems und Störungen in der Entgiftungsfähigkeit des Körpers. Danach würden autistische Kinder häufiger an Infektionen, chronischen Entzündungen, Allergien und Autoimmunerkrankungen leiden. Er bezieht sich auf wissenschaftliche Studien, die Zusammenhänge zu Herpes, Cytomegalievirus, Röteln und Masern beschreiben. Darüber hinaus hat er in seinen langjährigen Beobachtungen erkannt, dass bei vielen Patienten mit Autismus auch Probleme mit der Verdauung, mit einer gestörten Darmflora und mit Nahrungsmittel-Unverträglichkeiten bestehen. Ebenso mitverantwortlich macht er, aus seinen Erfahrungen schlussfolgernd, diverse Umweltbelastungen, wie beispielsweise Elektrosmog und Schadstoffe, wie Quecksilber und andere Schwermetalle. Im Ergebnis führe das zu Schädigungen des Gehirns als Folge von Entzündungsherden (9).

Fazit: die vorgestellten Erkenntnisse zeigen, dass es nicht nur eine Ursache für Autismus gibt. Vielmehr sind es zahlreiche Gründe, insbesondere ein Ineinandergreifen vieler Faktoren. Womit wir an der Schwelle zur ganzheitlichen ursachenorientierten Betrachtung stehen.

Die ganzheitliche ursachenorientierte Betrachtung bei Autismus-Spektrum-Störungen

Die ganzheitliche ursachenorientierte Betrachtung geht grundsätzlich davon aus, dass eine Vielzahl von Regulationsstörungen im Organismus letztlich in einem Symptomen-Bild der danach bezeichneten Krankheit gipfelt.

Diese Annahme beginnt bereits mit den genetischen Grundlagen. Allerdings versteht die Ganzheitsmedizin etwas anderes darunter als die Schulmedizin.

Die Schulmedizin definiert die genetischen Zusammen-hänge über eine direkte genetische Veranlagung zu einer spezifischen Erkrankung. Typisches und im öffentlichen Bewusstsein allgemein bekanntes Beispiel sind Diabetes mellitus-Erkrankungen über viele Generationen hinweg. Deshalb finden wir in den wissenschaftlichen Berichterstattungen auch so Formulierungen wie „Es sind Gene nachgewiesen worden, die mit den Symptomen der Krankheit in Zusammenhang stehen".

Der Begriff der genetischen Veranlagung geht aber in der Ganzheitsmedizin viele weiter. Dort wird davon ausgegangen, dass genetische Veranlagungen für einen Nachkommen zu einem gesundheitlichen Verhängnis vielerlei Art werden können. In unserem zuvor genannten Beispiel des Diabetes mellitus kann das beispielsweise eine genetische Disposition zu Stoffwechselstörungen bedeuten. Dies wiederum kann bei Vorfahren zu ganz anderen Beschwerdebildern als Diabetes geführt haben, wie beispielsweise Gicht, Rheuma, Gefäßverkalkungen und vieles mehr. Ein eingängiges Beispiel dafür, dass eine Grundveranlagung die verschiedensten Krankheitsbilder über Generationen hinweg hervorbringen kann, nicht nur die Vererbung ein und derselben Erkrankung.

Diese Betrachtung gilt in der Ganzheitsmedizin grundsätzlich bei chronischen Erkrankungen, so auch bei Autismus. Ganzheitsmediziner denken konsequent jetzt an die sogenannte luetische Konstitution, als Veranlagung infolge der früheren Syphilis. Menschen, die luetisch veranlagt sind, neigen zu Krankheiten im Nervensystem. Je nachdem, was dann in der Folge dazukommt, prägt sich letztlich die Ausbildung des Krankheitsbildes. Oben bei den Ausführungen zu Dr. Blomberg haben wir solche Einflussfaktoren kennengelernt. Zur Erinnerung: Belastungen mit Schadstoffen, E-Smog und vieles mehr. So kann man schlussfolgern, dass Menschen mit einer luetischen Konstitution viel schneller und heftiger zu Erkrankungen des Nervensystems neigen, wenn sie solchen Belastungen ausgesetzt sind, als andere ohne die Veranlagung.

In Folge dieser Hintergründe beschäftigt die Ganzheitsmediziner die Frage, wie es um die Selbstregulationsfähigkeit des Organismus steht. Im Bewusstsein dessen, dass durch ebensolche Faktoren einerseits, und die schon genannte genetische Disposition andererseits, gerade bei den Selbstregulationskräften einiges schief gehen kann. Konkret können die natürlichen Regulationssysteme aus dem Gleichgewicht geraten und so Krankheiten hervorbringen.

Um welche Systeme geht es dabei?
Hierzu müssen wir uns vorstellen, dass in unserem

gesamten Organismus hochkomplexe Regulationssysteme auf verschiedenen Ebenen unermüdlich danach streben, das lebenswichtige Gleichgewicht zu erhalten. Um es zu vereinfachen, fassen wir es in den folgenden Systemen zusammen:

- der Stoffwechsel als versorgendes System,
- die Ausschleusung als entsorgendes System (Entgiftungssystem),
- das schützende System der Abwehrkräfte,
- die Systeme der Steuerung durch die Hormone, Enzyme und der Haushalte der Nährstoffe wie Vitamine, Mineralien und Spurenelemente.

Der ursachenorientierte Ansatz: Störungen in diesen Systemen bringen die Prozesse zu den Selbstregulationskräften aus dem Gleichgewicht. Das wiederum führt zu Veränderungen des Organismus in seinen Strukturen, in seinem Verhalten, letztlich mit den Symptomen, die wir am Ende Krankheit nennen.

Nun verhält es sich so, dass die heutigen klinischen Möglichkeiten sich vor allem auf den Zustand eines Organs und eines Organsystems konzentrieren. Dementsprechend finden sich bei dieser Betrachtung nur dann Bestätigungen, wenn es bereits zu schädigenden Ereignissen gekommen ist. Wenn also destruktive Veränderungen in einem so fortgeschrittenen Ausmaß eingetreten sind, dass sie sichtbar gemacht werden können. Dagegen können Regulationsstörungen mit klinischen Methoden mehrheitlich nicht festgestellt werden. Gleichwohl können sie zu körperlichen Reaktionen führen. Typisch sind in diesen

Fällen gesundheitliche Beschwerden, die sich scheinbar nicht erklären lassen. Erschwerend kommt hinzu: da die körperlichen Reaktionen in der Regel anderenorts auftreten, als die Regulationsstörungen selbst, wird der Zusammenhang häufig nicht erkannt.

Man kann sich das sehr schön an einem leichteren Beispiel unseres Lebens veranschaulichen. Beispielsweise führt ein regulationsgestörtes Verkehrssystem nicht gleich zum Kollaps und zum direkt zurechenbaren Unfall. Es führt aber zu Irritationen und zum Fehlverhalten der Verkehrsteilnehmer, irgendwann zum Chaos und schließlich irgendwo an einer kritischen Stelle zum Unfall. An dem Unfall, vergleichbar mit der klinischen Krankheit, können wir nicht erkennen, wo in diesem komplexen Verkehrssystem die eigentlichen Störungen sind. Genau so kann man das auf die Regulationssysteme unseres Körpers übersetzen, die weit komplexer als jedes Verkehrssystem sind.

Doch wie kommen wir hinter die verborgenen Regulationsstörungen und das in möglichst feinen tiefgehenden Ebenen?

Hierbei wählen die Ganzheitsmediziner aus unterschiedlichen Ansätzen. Beispielsweise versuchen die Homöopathen mit der umfangreichen und mühsamen Analyse der Symptome, Lebensweise, Verhaltensweise und vieles mehr, Repertorisation genannt, die homöopathischen Arzneimittelbilder zu ermitteln, die Rückschlüsse auf gestörte Regulationsverhältnisse beim Betroffenen zulassen.

Diese Fragen trieben in den 1970er-Jahren auch den Ingenieur Paul Schmidt um. Dabei stieß er auf den

Grundlagen der Biophysik auf mögliche Antworten. Nach langjährigen Beobachtungen postulierte er, dass sich Krankheiten über einen längeren Zeitraum und über verschiedene Frequenzebenen entwickeln, bevor sie klinisch sichtbar werden. Eine spannende These, die wir jetzt als nächstes vertiefen wollen. Denn diese Beobachtungen bildeten die Grundlagen für den heutigen bioenergetischen Ursachenansatz der nach ihm benannten Bioresonanz nach Paul Schmidt.

Die Verfeinerung auf energetischer Ebene

Um den bioenergetischen Ursachenansatz zu verstehen, müssen wir uns zuerst etwas näher mit dem Verständnis zur Physik auseinandersetzen. Genauer gesagt, mit der in der Medizin immer noch unterschätzten Quantenphysik.

Albert Einstein und Max Planck definierten sinngemäß „Materie gibt es nicht. Alles ist Energie." Damit brachten die beiden herausragenden Forscher eindrucksvoll auf einen Satz verdichtet zum Ausdruck, dass jegliche Form unseres Daseins letztlich nichts anderes ist, als verdichtete Energie. Das gilt selbst für den härtesten Stahlbrocken.

Machen wir es uns deutlich an einem der einfachsten Beispiele: die Materie Wasser. Jeder Schüler lernt es im Physikunterricht, dass Wasser nichts anderes ist als die Kombination von zwei Wasserstoffatomen und einem Sauerstoffatom zu einem Molekül. Jedes dieser Atome hat ein sogenanntes Schwingungsfeld, das durch das Zusammenwirken wiederum der Bestandteile des Atoms bestimmt wird.

Jeder kennt das Bild eines Atoms mit seinem Kern, seinen weiteren Bestandteilen und den drumherum sausenden Elektronen.

Dieses Konglomerat hat eine ihm typische Eigenschwingung. Und die Kombination von verschiedenen Atomen zu Molekülen führt naturgemäß wiederum zu einem anderen Schwingungsbild.

Der Ansatz der bioenergetischen Therapie der Bioresonanz

Genau hier setzt die Bioresonanz an. Dort werden die Schwingungen in Frequenzen ausgedrückt. Um damit arbeiten zu können, hat man im Laufe der zurückliegenden Jahrzehnte die verschiedenen Frequenzen ermittelt und in Programmen hinterlegt. Frequenzen von Organzellen, physiologische wie pathologische, von Substanzen, von Mikroorganismen und vieles mehr. Ziel ist es nun, mithilfe dieser Frequenzen herauszufinden, wo Regulationsstörungen im Organismus, wie oben definiert, auf der feinen energetischen Ebene ablaufen. Das ist vereinfacht das ganze Geheimnis der Bioresonanz, auch wenn dieses im Detail recht kompliziert ist. Für den Anwender dagegen ist es sehr einfach, wenn er diese Grundlagen akzeptiert.

Um das zu verstehen, wie wir diesen Ansatz nutzen können, betrachten wir ein Fallbeispiel:

Ein Patient hat Sodbrennen, Magenschmerzen und Erbrechen. Der Arzt diagnostiziert auf der Grundlage der Symptome und weiteren diagnostischen Verfahren eine Gastritis. Dann geht der Patient zum Homöopathen. Der kommt mit seiner Repertorisation auf ein Arzneimittelbild, das auf Leber und Galle hindeutet. Aus der Erfahrung wissen wir, dass Störungen in Leber und Galle häufig zu Magen-Darm-Beschwerden führen können, bis hin zu Entzündungen, wie die Gastritis. Für ihn ist der Magen also nur das "Opfer". Jetzt kommt der Patient zum Bioresonanz-Therapeuten. Angenommen der ursachenorientierte Test kommt weder auf Magen noch auf Leber und Galle. Was energetisch bedeutet, dass es Regulationsstörungen anderer Art geben muss, was im Ergebnis eine Beeinträchtigung von Leber und Galle und schließlich die Beschwerden im Magen hervorruft. Nehmen wir jetzt an, dass wir im weiteren Testbild fündig werden. Beispielsweise zeigen sich konkret im Milieu der Mikroorganismen energetische Regulationsstörungen, bezogen auf die Frequenzen der Hepatitis C. Das heißt jetzt wiederum nicht, dass der Patient eine Hepatitis C-Virusinfektion hat (Labor war völlig unauffällig). Wir haben schlicht eine energetischen Regulationsstörung im Milieu der Mikroorganismen festgestellt, hier im Milieu der Einzelstrang-RNA-Viren, Positiv-Strang-RNA-Genom. Nun wissen wir aus der Erfahrung, dass solche energetischen Regulations-störungen genau das bewirken können, was der Arzt und der Homöopath festgestellt haben. Wir sehen also: jeder hat die Situation aus seiner Sicht der Dinge richtig eingeordnet. Nur eben jeder aus einer anderen Perspektive.

Was in diesem einfachen Fallbeispiel so logisch erscheint, gilt grundsätzlich. Nur, dass unsere Fälle oft viel komplexer und vielschichtiger sind, manchmal bis hin zu abenteuerlichen Ergebnissen, bezogen auf unseren heutigen Wissensstand. Davon dürfen wir uns aber nicht irritieren lassen.

Auch dazu noch ein schönes Beispiel: Schon vor 20 Jahren beobachtete mein früherer Ausbilder Auffälligkeiten bei den Frequenzen der Doppelstrang-DNA-Viren, konkret in der Familie der Herpes-Viren, bei Patienten mit Multiple Sklerose. Damals war das unvorstellbar. Und auch seinerzeit liefen dieselben kritischen Diskussionen wie heute. Wenn mein damaliger Ausbilder darüber sprach, schmunzelten die

Medizinerkollegen „Das kann doch nicht sein. Alles Humbug". Augenscheinlich war nur, dass solche Patienten sehr positiv auf die Regulationstherapie ansprachen. Und das ist nur eines von vielen Beispielen, die ich in den letzten 18 Jahren erlebt habe. Heute spricht keiner mehr von Humbug. Inzwischen wird davon ausgegangen, dass es einen Zusammenhang zwischen Herpes-Viren und Multiple Sklerose gibt.

Und damit kommen wir zurück auf unser Thema Autismus. Gerade das zuletzt genannte Beispiel Herpes-Viren ist uns oben bei den Ausführungen zu den Erkenntnissen von Dr. Harald Blomberg begegnet. Mit anderen Worten: Diesen Ansatz können wir ideal dazu nutzen, die Erkenntnis und Therapie auch bei Autismus umzusetzen.

Das bedeutet konkret, dass wir mit bioenergetischen Frequenzen den gesamten Organismus des Autismus-Patienten auf mögliche Regulationsstörungen im energetischen Sinne untersuchen. Dazu gehören die oben schon genannten Bereiche, wie das Immunsystem, das Verdauungssystem, die Mikroorganismen und die möglicher Auswirkungen von außen, wie die Umweltbelastungen. Die Untersuchungen beziehen jedoch viel mehr ein, namentlich sämtliche Regulationssysteme des Organismus, vor dem Hintergrund, dass alles ein großes ineinandergreifendes Ganzes und somit am Ergebnis, in diesem Fall die Krankheit, beteiligt ist.

Auf diese Weise erhalten wir auf der energetischen Ebene einen weitreichenden Einblick zu Störungen, die im Ergebnis das gesundheitliche Erscheinungsbild bei dem betreffenden Menschen zumindest ursächlich mitbeeinflussen, folglich auch beim Autismus.

Um sich annähernd eine Vorstellung von der Dimension zu verschaffen, ist ein Blick in die Testprotokolle der Bioresonanz nach Paul Schmidt aufschlussreich. Diese Protokolle sind aus langjähriger Beobachtung immer wiederkehrender Ursachenzusammenhänge entstanden. Dort werden bezüglich neurologischer und psychischer Erkrankungen jeweils bis über 70 Bezugspunkte zu Ursachen aufgeschlüsselt. Und das sind nur die am häufigsten beobachteten.

Die Bioresonanz wird von der Schulmedizin zwar nicht anerkannt und wissenschaftliche Wirkungsnachweise stehen noch aus. Wer aber die ursächlichen Zusammenhänge beim Autismus, wie zuvor erläutert, verstanden hat, findet sie bei den in der Bioresonanz berücksichtigten Ansatzpunkten wieder.

Noch deutlicher wird es für diejenigen, die Erfahrungen in der Anwendung gemacht haben. Dazu führt beispielsweise Dr. Blomberg aufgrund seiner weitreichenden Erfahrungen in seinem Buch aus, dass es mit der Bioresonanztherapie möglich sei, *„Energie-Imbalancen in den verschiedenen Organen aufzuzeichnen, dem Körper Informationen als elektromagnetische Frequenzen zu schicken und so seine Selbstheilungskräfte zu stimulieren."* (Dr. Harald Blomberg, Seite 138 (9)). Treffender kann man es nicht auf den Punkt bringen.

(Anmerkung: Mit „stimulieren" ist hier harmonisieren, also sanft ausgleichend, gemeint und nicht im Sinne von „antreiben", wie dies in der klinischen Medizin definiert ist).

TEIL II
DIE LÖSUNGSANSÄTZE BEI
AUTISMUS

„Von den klinischen über die naturheilkundlichen bis hin zu den energetischen Lösungswegen."

Die Lösungsansätze bei Autismus

Kommen wir also zu den Lösungsmöglichkeiten bei Autismus-Spektrum-Störungen. Und auch hier zuerst ein kurzer Blick auf die klinische Medizin.

Bei der schulmedizinischen Therapie steht die Verhaltenstherapie im Vordergrund, um dem Autisten zu helfen, kommunizieren und Beziehungen aufbauen zu können.

Dabei spielt auch die Elternarbeit eine große Rolle, damit sie die Krankheit verstehen und damit besser umgehen können. Sind sie doch diejenigen, die am schnellsten etwaige Auffälligkeiten bei ihren Kindern beobachten. Andererseits ist das Thema gerade bei betroffenen Eltern sehr sensibel und wird gerne heruntergespielt. Verständlich, denn oft will man es nicht wahrhaben oder schlicht den Stempel Autismus vermeiden. Andererseits geht es darum, den Betroffenen so früh wie möglich zu helfen, was auch die Chance für eine positive Entwicklung erhöht. Mit diesem Spannungsfeld müssen sich die Eltern auseinandersetzen. Keine einfache Sache.

Ein Medikament gegen Autismus gibt es nicht. Medikamentös werden Begleiterscheinungen therapiert, wie beispielsweise bei neurologischen Problemen. Bei motorischen Auffälligkeiten wird Krankengymnastik, bei Sprachstörungen das Sprachtraining verordnet. Als sehr hilfreich wird die Ergotherapie eingeschätzt.

Außerdem sollen die Musik- und die Kunsttherapie sehr nützlich sein. Auch sie haben in die klinischen Praxis Einzug genommen, obwohl sie aus deren Sicht schon den alternativen Verfahren zugerechnet werden.

Beim ganzheitlichen Ansatz in der klinischen Medizin werden weitere Maßnahmen eingesetzt, um auf die vielfältigsten Ursachenzusammenhänge einzugehen. Dabei handelt es sich, wie so oft in der Medizin, um Verfahrensweisen, die noch keine oder nur teilweise wissenschaftliche Nachweise vorweisen können, aber sich durch langjährige Erfahrungen durchgesetzt haben.

So setzt beispielsweise Dr. Blomberg das von ihm in den letzten 30 Jahren weiterentwickelte rhythmische Bewegungstraining ein. In langjährigen Untersuchungen beobachtete er, dass es mit der Stimulanz der rhythmischen Bewegungen gelingen kann, diejenigen Areale im Gehirn zu entfalten, die sich entweder nicht richtig entwickelt haben oder diejenigen wiederherzustellen, die geschädigt wurden. Durch die Stimulation werde angestrebt, dass neue Synapsen gebildet und Transmittersubstanzen angeregt werden. Dafür sei es zuvor notwendig, die Entzündungsprozesse im Gehirn in den Griff zu bekommen (Dr. Harald Blomberg, Seite 80 (9)). Dieses Bewegungstraining wird ergänzt um Maßnahmen der Ernährung, die zum Ziel haben, unverträgliche Stoffe, wie Gluten und Kasein, zu vermeiden. Außerdem sollten möglichst biologisch kontrollierte Produkte verköstigt werden, da autistische Kinder meist einen Nährstoffmangel aufwiesen. Er empfiehlt gegebenenfalls die Nahrung zu ergänzen. Wichtig hierfür seien die Mineralien Magnesium und Kalzium sowie das Spurenelement Zink. Außerdem müssten häufig auch die Vitamine ergänzt werden, wobei die B-Vitamine besonders von Bedeutung seien. Auch gelte es, dass Darmmilieu mit einem Probiotika zu unterstützen (Dr. Harald Blomberg, Seite 110 ff. (9)).

Wir werden später noch bei der bioenergetischen

Sichtweise auf die Nährstoffe zurückkommen.

Bei Verdacht auf Belastungen mit Schwermetallen nutzt er Zeolithe zur Ausleitung.

Lesetipp: das Buch von Dr. Harald Blomberg enthält eine ausführliche Beschreibung sowohl zu dem rhythmischen Bewegungstraining als auch zu dem komplexen Thema Ernährung, sodass die Lektüre dieses Buches dringend empfohlen wird.

Der Übergang zum ganzheitlich ursachenorientierten Ansatz in der Naturmedizin ist fließend. So nutzen Therapeuten die sogenannten alternativen Verfahren, um ihren Patienten so weit wie möglich zusätzliche Hilfe angedeihen zu lassen. In der Regel geht es nicht um den Ersatz der klinischen Therapie, sondern um Ergänzung.

Das spannende dabei ist, dass sehr oft die Erkenntnisgewinnung in der Naturmedizin zugleich Therapie ist. Typisches Beispiel ist die Homöopathie. Die umfangreiche Analyse führt zu homöopathischen Arzneimittelbildern, die Rückschlüsse auf Ursachenzusammenhänge zulassen. Zugleich sind diese Arzneimittel die Therapie, um auf die Ursachen einzuwirken. Beispiel: das homöopathische Mittel Cuprum metallicum (Kupfer). Es hat Beziehungen zum Nervensystem (Krampfmittel bei Epilepsie, die mit Autismus oft einhergeht) und zur Leber (was auf den bei Autismus oft involvierten Stoffwechsel ursächlich eingeht).

Auch die Pflanzenheilkunde folgt diesem Prinzip. Es gibt kein pflanzliches Heilmittel gegen Autismus, gleichwohl aber eine ganze Fülle von Heilpflanzen, die auf die oben genannten Ursachenzusammenhänge einwirken.

Ebenso ist bei der Bioresonanz die Erkenntnis zugleich Therapie. Mit den durch den Test ermittelten Frequenzen geben wir dem Organismus Impulse, um die Selbstregulationskräfte zu unterstützen. Testprotokolle helfen uns bei der Orientierung, Systemtherapien erleichtern uns die Ergänzung. Bei der Anwendung gibt es verschiedene Ansätze. Als den Königsweg kann man die Therapie auf der Grundlage des jeweils kompletten Tests bezeichnen. Es ist eine der großen Vorzüge der Bioresonanz, dass wir nicht nur Einblick in die ansonsten verborgene energetische Ebene bekommen, sondern wir uns auch noch einen Überblick auf Regulationsstörungen im gesamten Organismus verschaffen können. Welche alle Teil eines gesundheitlichen Zustandes sind. Diese einmalige Chance lässt uns Zusammenhänge ergründen, auf die wir ohne diese Möglichkeiten in der Regel nicht kommen.

Die Bioresonanztherapie kann aber auch auf Indikationsbasis eingesetzt werden. Kompaktprogramme und Programme der Systemtherapie unterstützen uns dabei.

Der schon oben zitierte Autismus-Experte Dr. Blomberg nutzt die Bioresonanz, um beispielsweise energetische Regulationsstörungen im Milieu der Mikroorganismen, bei den Nährstoffen, in der Bewältigung von Schadstoffbelastungen, aber auch zu Nahrungsunverträglichkeiten auszutesten. (Dr. Harald Blomberg, S.129 (9)).

Ein Beispiel, wie ein Bioresonanz-Therapeut vorgeht

Bei der grundsätzlichen Vorgehensweise eines jeden Therapeuten zur Analyse und Therapie gibt es bekanntlich viele Wege, die er gehen kann. Dies gilt schon im Hinblick auf die große Zahl der möglichen Untersuchungsmöglichkeiten, der Therapien und deren Kombination. Aber auch unter Bioresonanz-Therapeuten gibt es nochmals zusätzlich verschiedene Ansätze, wie wir zuvor erläutert haben. Vertiefen wir also als Beispiel eine der möglichen Varianten. Es wäre vermessen, sie als die ideale zu bezeichnen, obwohl der Verfasser dies aus langjähriger Erfahrung durchaus so bezeichnen könnte.

Jede Untersuchung beginnt mit einer Anamnese, in welcher der Gesundheitsstatus des Patienten aufgenommen wird. Dieser Einstieg dürfte der Regelfall sein. Der Umfang solcher Erhebungen variiert sehr stark. Der klassische Naturheilkundler betreibt eine sehr umfangreiche Anamnese. Vor dem Hintergrund, dass die Erkenntnis umso präziser ist, desto mehr Informationen über den Gesundheitszustand eines Menschen vorliegen. Andererseits verlangt uns der hektische Alltag manchen Kompromiss ab. Und in der Kombination mit anderen Verfahren, wie die Bioresonanz, reicht oft auch eine abgekürzte Erhebung.

Üblicherweise folgt dem eine Analyse der gewonnenen Daten. Das reicht von einer Einschätzung aufgrund von Wissen und Erfahrung und geht hin bis zu einer genauen Repertorisation des gewonnenen Datenmaterials um Arzneimittelbilder zu erheben, die Ursachenzusammenhänge herleiten lassen.

Dies alles dient dem Ziel, sich intensiv mit dem Patienten auseinanderzusetzen und seinen Zustand zu erfassen, wie es letztlich den Pflichten eines Therapeuten entspricht. Zugleich gibt es uns Orientierung, die uns ermöglicht, damit die Ergebnisse des Bioresonanz-Tests leichter zu verstehen.

Dem folgt die Analyse mit Bioresonanz. Diese kann sich beziehen auf die typischen mutmaßlichen Zusammenhänge zu dem Krankheitsbild. Idealerweise macht man einen Gesamtcheck um unvoreingenommen alle energetischen Regulationsstörungen aufzuspüren, die in irgendeiner Form Einfluss auf die Gesundheit des jeweiligen Patienten haben. Sehr oft entdecken wir Zusammenhänge, auf die wir auf Grundlage unseres Wissens nie gekommen wären. Im Extremfall sogar mit Ergebnissen, die über unseren aktuellen Wissenstand hinausgehen. Der Verfasser findet immer wieder aktuelle wissenschaftliche Studien, die Zusammenhänge zu einem Krankheitsbild nachweisen, die der Test schon immer ausgewiesen hat, ohne dass uns bewusst war, dass dies ein Zusammenhang zum Beschwerdebild hat. Insofern wird der Bioresonanz-Test ein wirklich wertvoller Helfer, wenn man sich darauf einlässt. Ein Beispiel aus jüngerer Zeit: Der Test eines Patienten mit Multiple Sklerose gibt Hinweise auf das Blutgerinnungssystem. Kaum jemand würde einen Zusammenhang von Störungen im Blutgerinnungssystem zur Multiplen Sklerose aufgrund von traditionellem Wissen annehmen. Zwischenzeitlich gibt es jedoch wissenschaftliche Erkenntnisse, die nachgewiesen haben, dass Komponenten des Blutgerinnungssystems auch die Entstehung von Multiple Sklerose fördern (10). Der Test hatte also wieder einmal aufgrund der getesteten Frequenzen einen Hinweis geliefert, den wir jetzt erst als relevant erkennen können. Und es lehrt uns eindrücklich, wie wichtig es ist, auch solche Testergebnisse in die Therapie mit einzubeziehen, selbst wenn uns deren Bedeutung erst später deutlich wird, wie in diesem Beispiel.

Zurück zur praktischen Vorgehensweise:

Manche Therapeuten machen zuerst den Test, also noch vor der Anamnese, um wirklich jedes Risiko der Voreingenommenheit auszuschließen, die sich nahezu selbstverständlich einstellen kann, wie am Beispiel zuvor nachvollziehbar.

Ein weiterer Schritt wäre optional, nun zusätzlich die bei der Repertorisation gefundenen Arzneimittel auszutesten, um die endgültige Mittelwahl auch dazu noch zu verfeinern.

Schließlich wird der Bioresonanz-Therapeut mit den gefundenen Frequenzen harmonisieren und gegebenenfalls das herausgefundene Arzneimittel verordnen.

Bei der Harmonisierung kombiniert der Therapeut strategisch mehrere Optionen. Er nimmt selbstverständlich die ausgetesteten Frequenzen zur Behandlung, die exakt der individuellen Situation des Patienten entsprechen. Diese kombiniert er beispielsweise mit einer ursachenorientierten Systemtherapie und den Empfehlungen aus den Kompaktprogrammen, jeweils orientiert an den übergeordneten Regulationsstörungen, die sich aus den Testergebnissen herleiten lassen. Damit deckt der Therapeut ideal das gesamte Spektrum ab. Einerseits die individuellen Störfaktoren, andererseits die maßgeblichen Regulationsstörungen, die mit dem Krankheitsbild einhergehen. Durch den Vergleich der Tests in den Folgesitzungen gewinnen wir nach und nach den Überblick, welche grundlegenden Regulationsstörungen bei einem Patienten immer wieder typischerweise auftauchen.

Die so ermittelten Zusammenhänge sollten dann über einen längeren Zeitraum der rote Faden sein, entlang dessen bei chronisch kranken Menschen durch entsprechende Behandlungen eine solche Stabilität angestrebt wird, dass der Patient seine Krankheit im Idealfall überwindet. Wie ein einst berstendes Feuer, das sich immer mehr auf seine Glut reduziert, bis es gänzlich erlischt.

Wir haben hier die Vorgehensweise sehr umfangreich und aufwändig dargestellt, um einen Eindruck über die vielfältigen Möglichkeiten zu verschaffen. In komplizierten Fällen, bei schwierigen Krankheitsfällen oder einfach, wenn wir nicht weiterzukommen scheinen, wird diese Vorgehensweise unabdingbar sein. Ansonsten hilft uns die tägliche Routine, die Prozesse in dosierter Form und variantenreich zu nutzen.

Wenn wir diese Prozesse bei einem chronisch Kranken, wie eben auch bei Autismus, von Sitzung zu Sitzung wiederholen, eröffnen sich immer mehr Erkenntnisbilder, die uns die vielfältigsten Ursachenzusammenhänge im Sinne energetischer Regulationsstörungen aufzeigen, die hinter solchen komplexen Krankheitsbildern stehen und sich immer wieder verändern. Manche sprechen von einem Zwiebelschalenprinzip, bei dem wir Schicht für Schicht zum Kern vordringen. Treffender dürfte das Chaos eines Gerümpels passen, in das man Stück für Stück Struktur bringt, um das wahre Ganze zu entschlüsseln. Dieses Bild hilft uns auch deshalb weiter, weil wir aus der Erfahrung wissen, dass sich mit großer Wahrscheinlichkeit im Laufe der Zeit wieder neues Gerümpel ansammelt. Haben wir aber einmal Struktur geschaffen, fällt es uns leichter, schneller wieder zur Ordnung zu kommen. Und in langjähriger Beobachtung bei Patienten zeigt sich immer wieder eindrucksvoll, dass dieses Prinzip gerade auch für unsere Gesundheit so treffend passt.

Aus der Erfahrung des Verfassers konnten auf diese Weise über viele Jahre immer wieder die erstaunlichsten Ergebnisse erreicht werden, mit denen man oft überhaupt nicht rechnete.

Mag die Vorgehensweise kompliziert und aufwändig erscheinen, und an spitzfindige Detektivarbeit erinnern, so muss man sich dessen bewusst sein, dass das Krankheitsbild kompliziert und die dahinter liegenden Ursachenzusammenhänge noch komplizierter sind. Die schnelle und einfache Lösung, die wir uns immer wünschen, dürfte trotz aller Hilfsmittel und Erleichterungen, die wir heute haben, noch bis auf weiteres Illusion bleiben. Eine Herausforderung, die belohnt werden kann, wenn man den Weg geht.

Entlastung von Auswirkungen aus äußerlichen Belastungen

Wir haben bislang von Ursachenzusammenhängen gesprochen, die im Organismus angelegt sind. Grundlagen, die überhaupt erst einmal den Weg zur Krankheit eröffnen. Gleichwohl dürfen wir die Bedeutung äußerlicher Einflussfaktoren nicht unterschätzen.

Das Gehirn reagiert sehr empfindlich auf Umweltbelastungen, wie beispielsweise dem Elektrosmog. Deshalb ist die Empfehlung zwingend, Betroffene vor solchen Belastungen zu schützen.

Es sollte selbstverständlich sein, dass man einen Menschen mit Autismus an seinem Schlafplatz nicht einem Smartphone aussetzt. Was auch Gesunden zu empfehlen ist. Ansonsten dürfte es in unserer Zeit schwer sein, Umweltbelastungen wirklich aus dem Weg zu gehen. Gerade das Beispiel Elektrosmog ist heute allgegenwärtig.

Vor diesem Hintergrund hatten intelligente Tüftler aus dem Bereich der Biophysik eine geniale Idee: wenn wir dem ganzen nicht ausweichen können, wie wäre es, wenn wir eine Art Ausgleich schaffen? Etwas vereinfacht und symbolisch verdeutlicht: habe ich ein unvermeidliches „Minus" und gebe ein freiwilliges „Plus" dazu, bin ich in einer neutralen Situation. Harmonisieren nennt man das.

Auf diesem Gedankengang bauen in etwa die biofeldformenden Geräte auf. Konkret heißt das, mithilfe der Geräte dem Organismus diejenigen Frequenzen zur

Verfügung zu stellen, die er aus energetischer Sicht benötigt, um den Belastungen begegnen zu können. Sie schirmen nichts ab, sondern sie harmonisieren, damit der Organismus besser damit fertig wird.

Für viele von uns ist dieser neuartige Ansatz noch etwas ungewohnt. Denn es hat etwas mit Schwingungen und Frequenzen zu tun, also eine energetische Maßnahme. Wie schwer diese Orientierung für viele ist, zeigt ein Versuch von Wissenschaftlern. Sie generierten im Laborversuch künstlich Elektrosmog. Mit eben diesen besagten biofeldformenden Geräten wollten sie sehen, ob sie die Belastungen abschirmen. Taten sie natürlich nicht. Denn wie gesagt, haben biofeldformende Geräte nicht die Aufgabe, etwas wegzuzaubern. Insofern war der Versuchsansatz schon etwas unglücklich gewählt und ging deshalb wohl auch schief. Aber es zeigt: wir müssen hier noch viel lernen. Zu groß sind die Missverständnisse gerade in diesem Bereich.

Viele Anwender, die sich den Nutzen aus diesen Geräten nicht einbilden, sondern davon profitieren wollen, kombinieren die Verbesserungen des Umfeldes mit den biofeldformenden Geräten zusätzlich durch eine individuelle Harmonisierung des Organismus mit der Bioresonanztherapie. Damit wollen sie nicht nur bereits entstandene energetische Regulationsstörungen harmonisieren, sondern haben das Ziel, den Körper auch auf diese Weise besser auf zukünftige Belastungen von außen vorzubereiten.

Wer sich mehr mit dem Thema biofeldformende Geräte beschäftigen will: Baubiologie P/S/A, http://baubiologie-psa.de/

Kreative Kombinationen

Das für Therapeuten vielleicht interessanteste dabei ist, dass sich die vorgestellten Therapieoptionen sehr gut miteinander kombinieren lassen. Die alternativen Verfahren können die klinischen Bemühungen genauso unterstützen, wie die Alternativtherapien untereinander kombinierbar sind. Mehr noch, kann die Bioresonanztherapie nicht nur mit Frequenzen die Behandlungen flankieren, sondern wird oft auch genutzt, um beispielsweise aus mehreren in Frage kommenden natürlichen Heilmitteln das am besten passende auszutesten.

Gerade zum Austesten von passenden Hilfsmitteln müssen wir nochmals an dieser Stelle auf die oben genannten Nährstoffe zurückkommen.

Die Nährstoffe aus energetischer Sicht

Dazu müssen wir nach dem ganzheitlichen Prinzip etwas ausholen. Wir haben erfahren, wie wichtig es ist, ein gesundes Darmmilieu aufrechtzuerhalten und dafür gegebenenfalls entsprechende Nahrungsergänzungsmittel einzusetzen. Genau genommen gilt dieser Grundsatz nicht nur für den Darm, sondern für alle Bereiche des Organismus. Überall dort, wo Störungen um sich greifen, wird die Neigung zur Erkrankung ungünstig gefördert, egal, wie die Krankheit letztlich heißt oder wo sie als Ergebnis auftritt.

Im Zusammenhang damit kommt es oft auch zu Verschiebungen im Säure-Basen-Haushalt. Genauso im Haushalt der Spurenelemente und Vitamine. Die Empfehlung kann deshalb nur sein, hier eine Gesamtregulation anzustreben, um die Grundlagen optimal zu unterstützen.

Idealerweise nutzen wir eine aufeinander abgestimmte Vorgehensweise, die im oben genannten Sinne auch noch ausgetestet werden kann. Als ein solches, daraus entstandenes Kompaktpaket habe ich die Nährstoff-Kur der Rayonex Biomedical GmbH kennengelernt. Dieses berücksichtigt genau die genannten Aspekte, wie dem Darmmilieu (Rayoflora), dem Säure-Basen-Haushalt (Rayobase) und dem Haushalt an Spurenelemente und Vitamine (Rayovita).

Die Kombination kann man sehr gut als komplexe Kur einsetzen. Sie überzeugt wohl nicht zuletzt wegen den angesprochenen Austestungen, mit denen ermittelt wurde, welche Kombination als sehr günstig zu betrachten sind. Letztlich ist eine solche regelmäßige Kur für jeden

Organismus empfehlenswert. Umso mehr gilt die Empfehlung bei gesundheitlichen Störungen, sozusagen als Grundlagen-Optimierung, auf die dann die weitere Therapie aufbauen kann.

PERSPEKTIVEN BEI AUTISMUS

TEIL III
ZUSAMMENFASSUNG DER
THERAPIEOPTIONEN

„Wählen Sie die Maßnahmen mit Bedacht und nach hohen
Qualitätsmerkmalen aus."

Fassen wir die erfahrenen Therapieoptionen zusammen:

- Neben den klinischen Maßnahmen der Verhaltenstherapie, der Elterntherapie und den symptomorientierten klinischen Maßnahmen, ist das rhythmische Bewegungstraining nach Dr. Blomberg eine weitere sehr sinnvolle Maßnahme.

- Mit Hilfe der bioenergetischen Analyse und anschließender Harmonisierung nutzen wir die Bioresonanz, um den Patienten auf der energetischen Ebene zu unterstützen.

- Pflanzliche und homöopathische Therapien lassen sich gut und hilfreich ergänzen.

- Eine gesunde Ernährung, die auf belastende Bestandteile verzichtet und durch begünstigende Anteile verstärkt wird, ist eine wichtige Maßnahme zur Selbsthilfe.

- Durch die Ergänzung mit strategisch kombinierten Nährstoffen, idealerweise einer Kur mit mehreren aufeinander abgestimmten Nährstoffkombinationen, helfen wir nicht nur, Defizite auszugleichen, sondern stärken das grundlegende Fundament, um darauf aufbauende Therapien optimal gedeihen zu lassen.

- Schließlich sollte eine sogenannte Umfeldsanierung

hinsichtlich etwaiger Umweltbelastungen erfolgen, die sich aus Vermeidung und idealerweise ergänzt um biofeldformende Geräte zusammensetzt.

- Alle diese Optionen lassen sich abgestimmt auf die individuellen Bedürfnisse des Betroffenen miteinander kombinieren.

Es sei darauf hingewiesen, dass es sicherlich noch viele weitere hilfreiche Maßnahmen gibt, die dem Autisten nützlich sein können. Der Verfasser hat sich hier schlicht auf diejenigen Optionen konzentriert, zu denen er selbst Erfahrungen gesammelt oder zu denen er entsprechende überzeugende Zugänge hat.

Fazit und Schlussfolgerung

Die Ausführungen zeigen, dass es einerseits viele möglichen Ursachen und andererseits zahlreiche Lösungsansätze gibt, um Menschen mit Autismus zu unterstützen. Jede Therapieoption für sich hat ihre Existenzberechtigung und kann auf langjährige Erfahrungen verweisen. Der klügste Weg scheint es zu sein, diese Optionen unter Berücksichtigung der individuellen Bedürfnisse des Patienten miteinander zu kombinieren.

PERSPEKTIVEN BEI AUTISMUS

TEIL IV
EXTRA: ERGEBNISSE DES INTERNATIONALEN CONGRESS ZU AUTISMUS-SPEKTRUM-STÖRUNGEN IN FRANKFURT AM MAIN VOM 04. MAI 2019

„Erfahrungen von Experten aus der ganzen Welt zu Autismus."

Eröffnung

Am 04. Mai 2019 fand in Frankfurt am Main ein Internationaler Congress zu Autismus-Spektrum-Störungen statt. Vier Therapeuten aus aller Welt und ein Wissenschaftler berichteten zu neuesten Erkenntnissen und Erfahrungen, die über den Autismus hinaus für neurologische und psychische Erkrankungen, sowie aus ganzheitlicher Sicht für viele weitere Krankheitsbilder von großer Relevanz sind.

Prof. Dietmar Heimes, Direktor des Lehrstuhls für Bioresonanzwissenschaften, Universität Anglo Cattolica San Paolo Apostolo in Rom, eröffnete den Kongress im Namen des Veranstalters, der Paul-Schmidt-Akademie. Er unterstrich, wie wichtig ein solcher Austausch unter den Experten ist, liegen doch inzwischen umfassende langjährige Erfahrungen in der Kombination verschiedener Therapien mit der Bioresonanz nach Paul Schmidt zu zahlreichen Krankheitsbildern vor, so auch zu den Autismus-Spektrum-Störungen.

Gerade der Blick in die weite Welt ist besonders wertvoll, weil die Kombination mit diesem ursachenorientierten Ansatz international eine hohe Bedeutung erlangt hat.

Ein schwedischer Psychiater, ein anerkannter Experte auf dem Gebiet der Autismus-Spektrum-Störungen, kombiniert die Bioresonanz nach Paul Schmidt mit der von ihm entwickelten rhythmischen Bewegungstherapie. In Japan ergänzt ein Arzt sie mit der Hydrotherapie und weiteren typischen fernöstlichen Therapiemethoden. In China nutzt sie eine Therapeutin gleich flächendeckend in mehreren

Regionen, um die zunehmend dringenden Gesund-
heitsprobleme zu lösen. Und in Jordanien verbindet ein Arzt
die Therapie mit einer ganz bestimmten Diät.

Wie wichtig der ursachenorientierte Ansatz ist, wird
schließlich durch die neueren wissenschaftlichen
Erkenntnisse zum Darmmikrobiom, wie sie von einem
Universitätsprofessor vorgestellt wurden, einmal mehr
deutlich.

Die Redaktion fasst in diesem Bericht die wichtigsten
Aspekte zusammen.

PERSPEKTIVEN BEI AUTISMUS

Dr. Harald Blomberg: Bioresonanz bei Autismus-Spektrum-Störungen. In Kombination mit dem Rhythmischen Bewegungstraining

Der schwedische Arzt und Autismus-Experte Dr. med. Harald Blomberg berichtete aus seiner 30-jährigen Erfahrung zu den Autismus-Spektrum-Störungen.

Dr. Blomberg beobachtete bei den meisten von ihm untersuchten Kindern mit Autismus, dass diese an der angeborenen Stoffwechselstörung Pyrolurie leiden. Davon sind circa fünf Prozent der Bevölkerung betroffen. Sehr oft liegt ein Mangel an Vitamin B12 und dem Enzym MTHFR vor, welches für die optimale Funktionalität von Folsäure und Vitamin B12 wichtig ist. Die Stoffwechselstörung bewirkt darüber hinaus einen Mangel an Vitamin B6, Zink und weiteren Mikronährstoffen. In der Regel ist in der Familienanamnese bei mindestens einem Elternteil des Autisten eine Stoffwechselstörung zu finden.

In dieser Gemengelage kommt es zu Störungen bei den Transmittersubstanzen Dopamin, Serotonin und GABA. Die Folgen daraus sind die typischen Entzündungen der Nerven, der Beeinträchtigung der Psyche, wie Angstzustände und Depressionen, und Störungen des Verdauungssystems.

So wundert es nicht, dass diese Betroffenen häufig empfindlich auf Gluten, Milcheiweiß und auch Soja sind. Diese Empfindlichkeit bewirkt Entzündungen im Darm durch Gliadin und es kommt zum Leaky Gut Syndrom (durchlässiger Darm, durch gestörte Barrierefunktion der Darmschleimhaut des Dünndarms). Durch die

Immunreaktion bilden sich Antigliadin-Antikörper (AGA), die wiederum im Kleinhirn zu Entzündungen führen und die Purkinje-Zellen des Kleinhirns schädigen. In der Folge tritt ein Mangel an der Transmittersubstanz der Purkinje-Zellen GABA ein, was zu den typischen Symptomen bei Autismus führt, wie die Störungen in der Sprache und in den motorischen Fähigkeiten.

Der genannte Mangel an Vitaminen, Spurenelementen und Enzymen führt auch dazu, dass die Bildung von Glutathion gestört wird. Das behindert wiederum die Entgiftung stark. Dies gilt besonders für die Entgiftung von Schwermetallen, wie Quecksilber und andere Schwermetalle. Mit den Nachteilen für das Nervensystem.

Phosphor in Form von Phosphaten ist wichtig für alle unsere Körperzellen, für ihre DNA und RNA und für die Energiegewinnung in Form von ATP. Auf diese Weise hat Phosphor eine enorme Bedeutung für unsere Gehirnaktivität. Aber auch für den Bau unserer Zellen, wie für die Hüllen unserer Nerven, die Myelinscheiden. Durch den Mangel an Vitamin B6 und Zink übersäuert der Organismus, was zu einem Phosphatmangel beiträgt. Dadurch kommt es zu Problemen mit der Aufmerksamkeit, dem Gedächtnis und in den Myelinscheiden. Nervenentzündungen sind die Folge.

Je nachdem, welche Nerven betroffen sind, kann es zu den unterschiedlichsten Symptomen kommen. Beispielsweise beim entzündeten Vagusnerv zu Verstopfungen, bei Entzündungen der Blasennerven zu Inkontinenz, zu Taubheit, Kribbeln und Instabilität der Beine bei Betroffenheit des Ischiasnerves, Schwindel und

Gleichgewichtsstörungen bei Entzündung des Nervus vestibularis und vieles mehr.

Die gestörten Verhältnisse haben Einfluss auf viele Prozesse im Körper, wie die Synthese und der Abbau von Aminosäuren und Proteinen, Bildung von Hormonen, Enzymen und die schon genannten Neurotransmitter sowie auf Abwehrreaktionen des Immunsystems.

Kommt es in diesen Bereichen zu Störungen, folgen daraus die unterschiedlichsten Beschwerdebilder, die bei Autisten typischerweise als Begleiterscheinung auftreten. Seien es psychische Auffälligkeiten, Schlafstörungen bis hin zu Allergien aufgrund von Ungleichgewichten im Histaminhaushalt.

Eine weitere Folge der Stoffwechselstörung betrifft die Omega-Fettsäuren. Sie, vor allem die Omega-3- und Omega-6-Fettsäuren, sind wichtig für die Zellmembran. Dr. Blomberg hat dazu beobachtet, dass Menschen mit Pyrolurie Schwierigkeiten haben, Gammalinolensäure (GLA), eine Omega-6-Fettsäure, zu bilden.

Durch die gestörten Nährstoffverhältnisse wird das Immunsystem geschwächt, was bei autistischen Kindern die Darmflora aus ihrem Gleichgewicht bringt und zu entsprechenden Bauchbeschwerden führt.

Vor diesem Hintergrund ist es konsequent, dass neben der Bewegungstherapie die Regulation des Nährstoffhaushaltes zur zentralen Therapie von Dr. Blomberg gehört.

Darüber hinaus nutzt er die Bioresonanztherapie, um energetische Dysregulationen aufzuspüren und zu harmonisieren, mit dem Ziel, der Nährstofftherapie zu einer optimaleren Wirkung zu verhelfen.

PERSPEKTIVEN BEI AUTISMUS

Prof. Dr. Andre Franke, Universität Kiel: Einfluss von Genen, Medikamente und Ernährung auf das Darmmikrobiom

Bei Bakterien denken wir an Krankheitserreger. Doch in Wirklichkeit sind wir voll besiedelt mit Bakterien, die lebensnotwendig sind, weist Prof. Dr. Franke, Universität Kiel, hin. Im Darm befindet sich das größte Ökosystem an diesen Bakterien. Wir nennen es Darmmikrobiom, der bakterielle Teil der Mikrobiata. Es besteht aus circa 500 bis 1000 Bakterienarten. An der Darmoberfläche helfen sie, zu verdauen und pathogene Stoffe abzuwehren. Das Mikrobiom ist wichtig für unser Wohlbefinden und unsere Gesundheit, so auch bei Autismus.

Das Darmmikrobiom ist ein komplexes System und kann als eigenes Organ betrachtet werden. Man kann es sogar transplantieren, beispielsweise mit einem Spendermikrobiom, die sogenannte fäkale Mikrobiota-Transplantation. Im Mausversuch hat man dazu interessante Beobachtungen gemacht. Nachdem man den Stuhl eines adipösen Probanden in die Maus transplantiert hatte, wurde die Maus auch adipös. Ein sehr markanter Hinweis, wie bedeutungsvoll das Mikrobiom ist.

In unserer Entwicklung werden wir früh besiedelt durch das Mikrobiom der Mutter. In den ersten Lebensjahren verändert es sich. Dabei zeigt sich in den ersten sechs Jahren eine hohe Variabilität, bevor es lange Zeit stabil bleibt und sich im Alter reduziert.

In der Bildungsphase in den ersten Lebensjahren reagiert es kritisch sensibel auf ungünstige Einflüsse. Das gilt beispielsweise auch für das Antibiotika. Es gibt Hinweise, dass die dadurch entstehenden Veränderungen Einfluss haben auf die Entwicklung von Autismus und vielen anderen Krankheiten, wie Asthma. Das Problem in der westlichen Welt ist es, dass Bakterienarten aussterben und so das Ökosystem des Mikrobioms gefährden. Beobachtungen zufolge verändert es sich von Generation zu Generation.

Studien haben gezeigt, dass sich das Mikrobiom auf veränderte Lebensbedingungen anpasst. Als sich eine Versuchsperson über längere Zeit in Thailand aufhielt, veränderte sich das Darmmikrobiom. Als sie wieder zurück in Europa war, war es schon nach kurzer Zeit auf das ursprüngliche Milieu angepasst. Andererseits können gravierende Einflüsse langfristige Effekte auf das Mikrobiom haben. So geschehen nach einer Salmonellenvergiftung. Noch lange Zeit danach war das Milieu gestört.

Eine andere Studie zeigte, wie bedeutungsvoll eine ballaststoffreiche Ernährung ist. Sie ist wichtig für die Stabilität unseres Darmmikrobioms. Bei einer ballaststoffarmen Ernährung kann sich die Darmschleimhaut und das Mikrobiom bei einem Infekt dramatisch verändern.

Bei Autismus haben wir oft mit Darmproblemen zu tun. Häufig liegt eine hohe Dysbiose vor. Das hat eine Studie mit gesunden Angehörigen von Autisten veranlasst. Dabei erkannte man frühzeitig auffällige Biomarker und ein gestörtes Darmmikrobiom.

Therapien der verschiedensten Art nehmen Einfluss auf das Mikrobiom. So zerstören Antibiotika nicht nur Keime, sondern auch gesunde Bakterien und führen zu Resistenzen. Die Erholung des Darmmikrobioms erfolgt erschwert und langwierig.

In der Krebstherapie spielt die Veränderung des Milieus eine große Rolle. Nimmt der Patient vor einer Immuntherapie Antibiotika, erhöht sich die Sterblichkeitsrate.

Bei der Diabetes-Therapie mit Metformin hat man festgestellt, dass sich das Darmmikrobiom verändert.

Untersuchungen haben gezeigt, dass viele Medikamente Einfluss auf das Darmmikrobiom nehmen.

Schließlich spielen unsere Gene eine maßgebliche Rolle bei der Entwicklung unseres Darmmikrobioms, wie Zwillingsstudien bestätigt haben. Nach aktuellem Stand der Wissenschaft haben aber die Umwelteinflüsse bei der Ausbildung von Erkrankungen die größere Bedeutung, so Prof. Dr. Franke.

Alle diese Faktoren können das Darmmikrobiom verändern, insbesondere die Darmbakterien vermindern, wie wir es bei Autisten häufig vorfinden.

PERSPEKTIVEN BEI AUTISMUS

Dr. Mohammad Talal Odeh Sarhan, Arzt aus Jordanien: Besonderheiten bei Autismus-Patienten aus dem Nahen Osten

Dr. Sarhan aus Jordanien geht in seiner Biomedizinischen Klinik für integrative Medizin (BMC) bei Autismus-Spektrum-Störungen nach einem dreistufigen Plan vor.

Zunächst erfolgt die Analyse mit dem Rayoscan-Test. Hierbei handelt es sich um ein Testverfahren zur Bioresonanz nach Paul Schmidt, das mit Hilfe einer EKG-Ableitung durchgeführt wird. Dazu wird ein Gesamtcheck vorgenommen.

Dann wird eine Detailanalyse entlang des Testprotokolls zum Autismus durchgeführt.

Ebenso überprüft wird der Status zu den Nährstoffen (Mineralien, Vitamine, probiotische Bakterien) und zum System der Ausschleusung ausscheidungspflichtiger Stoffe, die sogenannte Entgiftung.

Schließlich gehört auch die genaue Analyse des Ernährungsverhaltens und der üblicherweise verzehrten Nahrungsmittel dazu. Dazu nutzt Dr. Sarhan die sogenannte Blutgruppendiät. Diese beruht darauf, dass der Mensch aufgrund seiner Blutgruppe bestimmte Nahrungsmittel besser und andere schlechter verträgt. Hintergrund dafür seien die Nahrungsmittelproteine, die Lecitine, die mit den Blutbestandteilen reagieren.

Auf der Basis dieser Untersuchungen erfolgt dann eine individuelle Therapie des Autisten, in die die Harmonisierung mit Frequenzen der Bioresonanztherapie, teilweise in der Praxis, teils in Heimtherapie, und die entsprechenden Nährstoffe genauso einbezogen werden, wie die Optimierung der Ernährung auf die Bedürfnisse des Patienten. Auch bei ihm, wie schon bei Dr. Blomberg, spielt Glutathion eine wichtige Rolle. Er kombiniert die intravenöse Verabreichung mit der Verordnung von Traubenkernextrakt. Nach etwa vier Wochen erfolgt die Nachuntersuchung mit dem Rayoscan.

Dr. Sarhan berichtete von einem beeindruckenden Fallbeispiel. Ein 17-jährige Junge reagierte auf ganz alltägliche Fragen hyperaktiv und mit Schreien. Nach der Therapie fiel ihm zwar das Antworten immer noch nicht ganz leicht, jedoch das Schreien hatte völlig aufgehört und die hyperaktive Verhaltensweise hat deutlich nachgelassen.

Dr. Chan Yan Wai, Therapeutin aus Hongkong: Gemeinsame Merkmale von Autismus-Spektrum-Störungen in China

Dr. Chan Yan Wai kann auf Erfahrungen mit über 600 autistischen Kindern zurückblicken. Besonders auffällig sei die rasante Zunahme von Autismus in China in den letzten zwanzig Jahren. Beispiel: Alleine in Hong Kong kommt auf 27 Kinder ein Autismus-Fall.

Die Beschwerden gingen einher mit Belastungen an Schwermetallen und gestörter Sauerstoffversorgung. Häufig komme es zu Atemwegserkrankungen, insbesondere Rhinitis, zu Allergien, gestörtem Muskeltonus und schlechter Körperkoordination.

Mit zu den Hintergründen macht sie neben der beachtlichen Umweltverschmutzung die ungünstige Lebens- und Ernährungsweise verantwortlich. Zu viel Junk-Food, zu viele Kohlenhydrate, zu viel Gluten und Lebensmittelzusatzstoffe, ergänzt um einen oft exzessiven Salzkonsum sind dabei zu nennen. Schließlich sei die Elektrosmog-Belastung maßgeblich beteiligt. Schon Kleinkindalter werden mit E-Produkte konfrontiert und beschäftigt.

Bei der Analyse mit Bioresonanz findet sie regelmäßig gestörte Verhältnisse bei den Akupunkturmeridianen, den Nährstoffen, den Schadstoffen und bei den Mikroorganismen.

Interessant ist die Statistik, die die Ärztin zu den

häufigsten Regulationsstörungen erarbeitete. Bei den Akupunktur-meridianen dominierten die Lunge, die Leber und der Dünndarm. Häufige Auffälligkeiten bei den Mineralien zeigten sich besonders bei Phosphor, Zink und Kobalt, bei den Vitaminen B12, B9 und B6. Bei den Schadstoffen waren vor allem auffällig Arsen, Quecksilber und Aluminium. Und bei den energetischen Störungen im Milieu der Mikroorganismen fanden sich häufig Borellia, Coxsackie und Herpes simplex.

Dr. Chan Yan Wai therapiert insbesondere mit der Bioresonanztherapie, kombiniert mit dem rhythmischen Bewegungstraining nach Dr. Blomberg und ergänzt mit Nahrungsergänzungsmitteln.

Bei der Bioresonanztherapie dominieren vor allem Harmonisierungen im Bereich Immunsystem, Leber, Nieren, Darm und Atmungsorgane sowie das Nervensystem.

Dr. Chan Yan Wai schilderte den Fall eines fünfjährigen Jungen, bei dem im Alter von zwei Jahren Autismus diagnostiziert wurde. In der Schwangerschaft kam es bei der Mutter zu einer Infektion mit Beta-hämolysierenden Streptokokken, was zur Einnahme von Antibiotika führte. Im Alter von elf Monaten bekam der Junge die Hand-Fuß-Mund-Krankheit. Er litt seit der Geburt unter Schlafstörungen.

Die Behandlung erfolgte über die Entgiftung, mit Nahrungsergänzungsmitteln, Bioresonanztherapie und dem rhythmischen Bewegungstraining. Die Bioresonanztherapie baute sie in drei Schritten auf: Im ersten Schritt erfolgte die energetische Harmonisierung des Immunsystems, der allgemeinen Ausschleusung (Entgiftung) und der Psyche. Im zweiten Schritt die Harmonisierung des Immunsystems, der Ausschleusung von energetischen Belastungen mit Schwermetallen und der Durchblutung. Und im dritten Schritt die Harmonisierung von Immunsystem, Ausschleusung von energetischen Belastungen aus Impfungen und des Verdauungssystems.

Was zu einer deutlichen Verbesserung des Gesundheitszustandes führte. Beindruckend war die Beobachtung des Klavierspiels des Jungen. Vor der Behandlung schlug er heftig und wahllos auf die Tasten ein. Nach der Behandlung erfolgte ein ruhiges und melodisches Klavierspiel.

PERSPEKTIVEN BEI AUTISMUS

Dr. Atsutomo Morishima, Arzt aus Japan: Erfahrungen aus der Praxis in Japan zu Autismus, unter dem besonderen Ansatz einer Hydro-Bioresonanz-Therapie

Dr. Moroshima betreut in seiner privatärztlichen Klinik schon seit mehreren Jahren Menschen mit neurologischen und psychischen Störungen, so unter anderem auch Entwicklungsstörungen wie dem Autismus.

Seiner Erfahrung nach beruhen Entwicklungsstörungen auf dem Einfluss von Umweltbelastungen, gestörten Nährstoffverhältnissen, krankhaften Prozessen des Nervensystems und des Hormonsystems. Hintergrund seien genetische Faktoren, Stoffwechselstörungen und Störungen des Immunsystems.

Entsprechende Analysen mit Bioresonanz würden regelmäßig energetische Störungen in diesen Bereichen zeigen.

Bei der Behandlung setzt Dr. Mososhima auf die Kombination verschiedener Verfahren. So unterstützt er die Ausschleusung ausscheidungspflichtiger Stoffe (Entgiftung) mit naturheilkundlicher Hilfe, vor allem mit Kräutern und Tees. Betroffene mit Bewegungseinschränkungen werden mit Chiropraktik behandelt. Außerdem gehört die natürliche Nahrungsergänzung zu seinem Grundprogramm.

Die Bioresonanz unterstützt ihn dabei, die energetisch gestörten Verhältnisse zu erkennen und zu harmonisieren. Diese ergänzt er mit einer speziellen Methode, die Hydro-

Bioresonanztherapie. Diese beruht darauf, dass er die Frequenzbehandlung mit der Inhalation von Wasserstoffgas kombiniert. Seiner Beobachtung nach hilft dies, Entzündungen des Nervensystems zu überwinden und zu regenerieren. Bei 15 von 18 Patienten würde das die Entwicklungsstörung deutlich lindern.

Ein Fallbeispiel aus seinem reichhaltigen Erfahrungsschatz: Bei einem fünfjährigen Jungen mit Autismus zeigten sich die typischen Verhaltensstörungen in der Gruppe und mit Schwierigkeiten in der Kommunikation. Ein normaler Schulbesuch war unmöglich. Der Junge musste in einer speziellen unterstützenden Schule unterrichtet werden. In der Anamnese fiel auf, dass er nach einer früheren Impfung Fieber und Urtikaria erlitten hatte.

Im Bioresonanztest zeigten sich neben den Hinweisen zum Nervensystem energetische Regulationsstörungen in den Bereichen Leber, Darm, Nieren, sowie Hinweise auf Störungen aus Umweltbelastungen, insbesondere Aluminium, Nickel und Blei.

In der ersten Phase erfolgte eine sogenannte naturheilkundliche Entgiftungstherapie, wie oben beschrieben. Anschließend wurden mehrere Harmonisierungen mit der Hydro-Bioresonanztherapie durchgeführt.

Nach einem Jahr hatte sich die Situation des Jungen so deutlich verbessert, dass er eine normale Schule besuchen konnte.

Fazit

Trotz der unterschiedlichen Ausgangssituationen und auch länderspezifischen Besonderheiten gibt es doch bei den Erfahrungen der Mediziner eine weitgehende Übereinstimmung hinsichtlich der ursächlichen Zusammenhänge bei Autismus-Spektrum-Störungen. Dies gilt insbesondere im Hinblick auf gestörte Verhältnisse im Stoffwechsel und dem Darmmilieu, sowie im Milieu der Mikroorganismen, zur Bedeutung der Belastungen aus der Umwelt und im Zusammenhang mit dem Haushalt an Nährstoffen. Die Vorträge haben uns gezeigt, wie sinnvoll die Kombination der verschiedenen klinischen und komplementären Maßnahmen zum Wohle der betroffenen Patienten ist.

Und noch etwas wurde deutlich, das den ganzheitlichen Aspekt unterstreicht: Die meisten Erkenntnisse gelten nicht nur für die Autismus-Spektrum-Störungen, sondern auch für andere neurologische und psychischen Beschwerdebilder sowie darüber hinaus für viele weiteren Erkrankungen.

Anmerkung

In unseren bisherigen Veröffentlichungen hat es sich bewährt, einen Überblick zu den ursachenorientierten Therapieverfahren als Anhang beizufügen. Treten doch immer wieder grundsätzliche Fragen dazu auf, für die ein solcher Überblick sehr hilfreich ist. Für alle diejenigen, die diesen Teil schon aus den anderen Büchern kennen, sei er eine wertvolle Erinnerung.

ANHANG
EINFÜHRUNG IN DIE
URSACHENORIENTIERTE
REGULATIONSMEDIZIN

Einleitung

Liebe Leserinnen, liebe Leser,

auf den nachfolgenden Seiten geben wir Ihnen einen Überblick zum ursachenorientierten Ansatz der Regulationsmedizin. Allerdings werden Sie keine vollumfängliche Abhandlung über alle möglichen Methoden aus der globalen Welt der alternativen komplementären Medizin vorfinden.

Der Grund: Es gibt eine große, man kann sagen unüberschaubare Zahl von alternativen Angeboten. Von allgemein anerkannten Verfahren, mit einer langen Tradition, bis hin zu ganz abenteuerlichen Ideen.

Wir beschränken uns auf diejenigen, die nach unserem kritischen Auge eine echte Ursachenbehandlung darstellen können. Getreu dem Motto, wer die Ursachen von Krankheiten erkennt und behandelt, hat die größten Chancen für die Gesundheit.

Tauchen wir also ein, in die durch Erfahrungen überlieferten Erkenntnisse ursachenbehandelnder Methoden.

Wenn wir sagen, dass uns nur wenige echte Ursachenbehandlungen zur Verfügung stehen, wollen wir niemanden Unrecht tun. Das setzt also voraus, dass wir erklären, was wir damit meinen.

Und das machen wir am besten an zwei Beispielen zu etablierten Therapieformen:

Die Hyperthermie. Ihre Geschichte geht zurück bis in die griechische Antike. Schon damals erkannten die Mediziner, dass Fieber ein Heilungsprozess ist, und man es nutzbar machen könne, wenn man es künstlich erzeugt.

Heute wird diese Überwärmungs-Therapie in der

alternativen Krebsbehandlung eingesetzt. Das Prinzip vereinfacht ausgedrückt: Man verspricht sich, dass die bösartigen Zellen durch die Überwärmung zerstört werden. Häufig im Zusammenwirken mit anderen Therapiemethoden.

Vom Prinzip her eine hervorragende Sache. Aber: Die Zerstörung von Krebszellen bedeutet nicht die Behandlung der Ursachen dafür, weshalb es zum Krebs kommt.

Obwohl es sich also um eine alternative und sanfte Methode handelt, ist sie im engeren Sinne nur bedingt eine echte ursächliche und damit nachhaltige Heilmethode. Die Neigung zum Krebs, und die damit verbundenen Regulationsstörungen, werden also nicht verändert. Aber genau das wäre notwendig, um dem Betroffenen die Möglichkeit zu schaffen, mehr Zeit zu gewinnen auf seinem Lebensweg.

Das ist übrigens einer der wichtigsten Aspekte einer Behandlung: Zeit zu gewinnen. Wir können die Zeit nicht anhalten. Wir können auch nicht verhindern, dass ein Mensch durch gesundheitliche Defizite oder durch erlebte Schädigungen einer Krankheit zuneigt. Aber wir können ihm mit etwas Glück durch die richtige, die ursachenorientierte Therapie, möglicherweise Zeit verschaffen.

Machen wir nun ein zweites Beispiel, aus der vielseitigen Welt der manuellen Therapien:

Die Dorn-Methode. Ein Segen für die vielen Menschen, die von Rückenbeschwerden geplagt sind. Sie enthält Elemente aus der Chiropraktik und solche der Meridianlehre aus der traditionellen chinesischen Medizin. Durch sanfte manuelle Manipulationen werden verschobene Wirbel wieder in ihre Ursprungshaltung zurückversetzt. Zugleich wird ein positiver Einfluss auf die Organe ausgelöst, deren Nervenverbindungen durch die verschobenen Wirbel beeinträchtigt wurden. Beispiel: Es treten aus der Halswirbelsäule und aus dem oberen Bereich der Brustwirbelsäule Nervenverbindungen aus, die zu den Atemwegen führen. Sind diese Wirbel verschoben, so kann dies die Atmung beeinträchtigen.

Eine begrüßenswerte Methode aus der alternativen Medizin. Jeder, der durch sie schon von fürchterlichen Rückenschmerzen befreit wurde, wird das bestätigen.

Aber auch hier haben wir wieder keine echte, tiefgreifend Ursachenbehandlung. Fragt man nämlich, warum die Wirbelsäule bei immer mehr Menschen zulässt, dass Wirbel schief stehen, dann erkennt man, dass es häufig umgekehrt ist: Das Problem geht vom Organ aus und nicht von der Wirbelsäule. So zum Beispiel, wenn eine chronisch gereizte Prostata zu Beschwerden der Lendenwirbelsäule führt. Gleichermaßen haben viele Frauen mit Unterleibsproblemen nicht selten Kreuzschmerzen. Schließlich kann auch der Darm dort für Kummer sorgen. Eben alles, was uns im Umfeld der Lendenwirbelsäule zu schaffen macht.

Man sieht also, es gibt viele tolle alternative Methoden. Aber es ist gar nicht so einfach, sich an die wirklich echten tiefgreifenden Behandlungsmethoden, also diejenigen, die an den Grundfesten eines gesundheitlichen Ungleichgewichts ansetzen, heranzutasten.

Konzentriert man sich aber streng auf die wirklichen Ursachenbehandlungen, bleiben im Wesentlichen übrig: Die Pflanzenheilkunde, ihre homöopathisierte Form, also die klassische Homöopathie, und die ganz moderne Fortsetzung daraus in der bioenergetischen Form, die Bioresonanz. Man spricht von Regulationsmedizin, da nicht ein Symptom oder ein Leid beseitigt wird, sondern Fehlregulationen harmonisiert werden. Die Folgen, die Symptome, verschwinden dann allmählich von ganz alleine. So erhofft man es sich jedenfalls.

Aber Vorsicht: Man hüte sich auch hier vor einem Denkfehler. Auch diese Methoden können allopathisch, also Symptom orientiert, angewandt werden. Beispiel: Nehme ich bei Kopfschmerzen das dafür bekannte homöopathische Mittel Belladonna, dann ist das keine Behandlung nach ursächlichen Gesichtspunkten. Es kann mir also, wenn überhaupt, nur kurzfristig helfen. Entscheidend ist es, die wirklichen Ursachen für meine Kopfschmerzen zu finden und die dafür spezifische Mittel zu suchen. Dieses Beispiel zeigt, wieso allzu oft die Homöopathie in die Kritik „das hilft ja sowieso nicht" gerät. Völlig zu Unrecht.

Hierauf beruhen auch die immer wieder auftauchenden Missverständnisse. Viel sprechen von der Homöopathie, wenden sie aber allopathisch an. In akuten Situationen sicherlich in Ordnung. Aber in chronischen Fällen führt diese Denkweise in die Irre. Und dies, obwohl die Naturheilkunde gerade bei chronischen Krankheiten unglaubliche Leistungen vollbringen kann. Jeder, der das erlebt hat, weiß, dass die Naturheilkunde dort erst richtig in Fahrt kommt, wo andere aufhören.

Aber der Reihe nach. Sie erfahren nun auf den folgenden Seiten, warum und wie man mit den genannten Verfahren echte Ursachenbehandlung betreiben kann.

Sie erfahren also:

Die Grundlagen und Möglichkeiten der Pflanzenheilkunde.

Die klassische Homöopathie und ihre Bedeutung in der Ursachenbehandlung.

Die Bioresonanztherapie – die derzeit modernste

Methoden der Ursachenbehandlung, wie Sie noch erfahren werden.

Schließlich zum Abschluss ein Fallbeispiel, wie ein Therapeut das gesamte Instrumentarium nutzt zum Wohle seiner Patienten.

Im Sinne dessen, was ein Patient im Idealfall gewinnen kann: Mehr Zeit auf der Straße des Lebens.

In diesem Sinne wünsche ich Ihnen, fahren Sie gut damit.
Ihr Michael Petersen

Die Pflanzenheilkunde – Phytotherapie genannt

Wie es der Name schon sagt, geht es bei diesem Thema darum, kennenzulernen, welche heilende Wirkung die Mutter Natur den Pflanzen mitgegeben hat. Man geht davon aus, dass die Pflanzenheilkunde zu den ältesten Therapieformen gehört. Mancher spricht davon, dass die Nutzung dieser Heilkräfte so alt ist, wie die Menschheit selbst. Das ist nachvollziehbar, zumal die Menschen vor der Zeit des systematischen Ackerbaus und der Viehzucht nur Pflanzen und Tiere als Nahrung hatten, so wie sie sie in der Natur vorfanden. Mit anderen Worten: Nahrung war zugleich automatisch Therapeutikum.

Und bis vor rund 200 Jahren konnten die damaligen Ärzte auch gar nichts anderes als pflanzliche Arzneimittel nutzen - als es die heute als so segensreich und wahrhaftig angepriesene chemische Medizin noch gar nicht gab.

Eine der ältesten Aufzeichnungen soll zurückgehen auf die Zeit um 2600 v. Chr. So finden sich Hinweise auf den Lehmtafeln aus dem babylonischen Mesopotamien.

Die alten Ägypter nutzten die Heilpflanzen genauso wie die Griechen und die Römer. Ganz zu schweigen die Inder und die Chinesen mit ihrer traditionellen chinesischen Medizin. Mit anderen Worten, die Pflanzenheilkunde hat sich über die ganze Welt und in allen Kulturen durchgesetzt.

Wohl schon früh beobachtete man das Verhalten der Tiere. Wie sie bestimmte Pflanzen fraßen, wenn es ihnen nicht gut ging. Demensprechend waren die ersten Anwendungen wohl, dass man Blätter auflegte oder Früchte und Wurzeln kaute. Eine Methode, die auch heute noch, vor allem in den ärmeren Gegenden dieser Welt, zur Anwendung kommt.

Betrachten wir noch einige dieser älteren überlieferten Erkenntnisse genauer:

Von der indischen Medizin ist das Konzept des Ayurveda schon mehr als 3000 Jahre bekannt.

Etwa in der gleichen Zeit begründete sich die chinesische Medizin, die heute bei uns vor allem als die Traditionelle Chinesische Medizin (TCM) bekannt ist. Hier fanden Kräuter, Wurzeln und Rinden ihre Bedeutung. Denken Sie beispielsweise an die berühmte Ginseng-Wurzel.

Das chinesische Denkmodell baut auf der Betrachtung des Gegensätzlichen und sich zugleich Ergänzenden auf. Wir finden das ausgedrückt in den Prinzipien des Yin und des Yang und in der Fünf-Elementen-Lehre (Feuer, Erde, Metall, Wasser und Holz).

Von den Griechen wiederum stammt die Vier-Elemente-Lehre der Säfte (Blut, Schleim, schwarze und gelbe Galle). Dementsprechend mussten die von ihnen eingesetzten Heilpflanzen diesen Qualitäten entsprechen, wenn es darum ging, krankheitsverursachende Störungen des Gleichgewichts zu kurieren.

Einer der bekanntesten griechischen Mediziner war Hippokrates (etwa 460-375 v. Chr.). Er setzte für seine ganzheitlich orientierte Behandlung pflanzliche Heilmittel und Diäten ein.

In der Zeit der Römer entstand die berühmte „Materia medica", die circa 600 Pflanzen als Heilmittel beschrieb.

Eine der berühmtesten deutschen Vordenker der Naturheilkunde war die Äbtissin Hildegard von Bingen (1098-1179). Sie verfasste zahlreiche Schriften zur Naturheilkunde.

In ihrer Zeit spielten die Klöster eine große Rolle in der

medizinischen Versorgung und in der Weiterentwicklung der Kräuterheilkunde. Zu jedem Kloster gehörte ein umfassender Kräutergarten. Umfangreiche Klosterbibliotheken entstanden, um das Wissen weiter zu geben.

Verwendung der Heilpflanzen

In der Pflanzenheilkunde kommen entweder die ganzen Pflanzen oder Pflanzenteile zum Einsatz. Zu letzteren gehören ihre Wurzeln, Rinden, Blätter und Blüten. Dadurch kommen also immer die kompletten Wirkstoffe zur Anwendung.

Nicht zu vergessen, sind es auch die Früchte der Heilpflanzen, die eine Heilwirkung entfalten können. Wir essen regelmäßig Obst, weil es gesund ist und schmeckt. Vielen ist in der heutigen Zeit aber nicht mehr bewusst, dass die Früchte unmittelbar gesundheitlich wirken können.

Nur ein paar Beispiele, wie Früchte heilsam sein können:
Äpfel senken den Cholesterinspiegel und stabilisieren den Blutdruck. Nebenbei fördern sie die Verdauung und pflegen die Schleimhäute vom Magen und Darm.
Birnen sind gut bei Nierenleiden. Sie wirken entwässernd und entgiftend.
Gegen die berüchtigte Arteriosklerose, als Vorstufe für Infarkte und Schlaganfälle, helfen Himbeeren, Johannisbeere und nach neueren Erkenntnissen auch die Heidelbeere.
Wie viele Menschen schlucken Medikamente, weil sie mit dem Stuhl Probleme haben, sei es als Durchfall oder Verstopfung. Dabei gibt es gleich ein ganzes Arsenal von Früchten, die dabei helfen können: Apfel, Brombeere,

Heidelbeere, Johannisbeere, Pfirsich, Pflaume, Preiselbeere, Quitte, Trauben. Und ganz zu schweigen von den vielen Vitamine und Mineralien, die in den Früchten enthalten sind und unserem wichtigstem Schutzsystem hilfreiche Dienste erweisen, dem Immunsystem.

(Wer sich mehr zu diesem Thema informieren will, dem sei die Homepage www.obst-heilkraft.de empfohlen).

Die Früchte helfen aber nicht deshalb, weil damit das Symptom behandelt wird, obwohl es auf den ersten Eindruck so aussieht. Der Apfel also nicht einfach nur den Cholesterinspiegel (das Symptom eines gestörten Stoffwechsels) oder den Blutdruck (das Symptom einer Vielzahl von Systemstörungen) künstlich zum Sinken bringt.

Sondern weil die Wirkstoffe der Pflanze und der Früchte an den Systemen im Körper ansetzen, die ursächlich für gesundheitliche Störungen sind. Wir kommen später bei den Wirkstoffen nochmals darauf zurück.

Anwendung der Heilpflanzen

Für die Anwendung der Heilpflanzen gibt es viele Möglichkeiten. Die ursprünglichste ist, Blätter aufzulegen oder die frischen Pflanzenteile einfach zu kauen. Oder man macht einen Aufguss. In unserer heutigen modernen Zeit nutzt man Tee-Zubereitungen zum Trinken oder als Aufgüsse, auch zum Inhalieren.

Säfte sind besonders geeignet wegen der Erhaltung der Vitamine. Besonders beliebt sind dafür die Beerenfrüchte, wie Johannisbeeren, Heidelbeeren, Himbeeren und Holunder. Aber auch andere Pflanzen wie Löwenzahn und Sanddorn werden gerne zu Säften verarbeitet.

Ein Heilbad mit Kräutern kann sehr hilfreich sein.

Ferner werden die Mittel angeboten als Pulver, Extrakte und in flüssiger Form als Tinkturen.

Sehr beliebt sind Anwendungen mit ätherischen Öle, Salben und Gelee, für die äußerliche Anwendung.

Die Wirkstoffe der Pflanzen

Die wohl bekanntesten Wirkstoffe der Pflanzen und Früchte sind die Vitamine und Mineralien. Die wichtigsten Vitamine in diesem Zusammenhang sind Provitamin A, die B-Vitamine B1 und B2, Vitamine C und E.

Betrachten wir kurz, wofür diese Vitamine wichtig sind:

Vitamin A ist wichtig für das Sehen, den Aufbau der Haut und der Schleimhaut sowie für das Wachstum.

Vitamin B1 ist wichtig für den Kohlenhydratstoffwechsel und für die Nervenzellen.

Vitamin B2 wird gebraucht für die Energiegewinnung in den Zellen, außerdem für Auf- und Abbau von Eiweiß und Fett.

Vitamin C kennt jeder, wie wichtig es für die Abwehrkräfte ist. Aber es spielt auch eine große Rolle bei der Wundheilung, der Bildung und Aufrechterhaltung von Knochen, Zähnen und Bindegewebe. Es bindet freie Radikale. Man schreibt ihm Schutzwirkung vor Krebs zu. Es ist wichtig für die Aufnahme von Eisen im Körper.

Vitamine E macht freie Radikale unschädlich. Es schützt die Zellmembran und hemmt damit Alterungsprozesse. Wirkt Krebs und Arteriosklerose entgegen. Es unterstützt die Wundheilung und reduziert die Narbenbildung. Wichtig auch für Nerven- und Muskelzellen und für die Keimdrüsen.

Bei den Mineralien sorgen die Pflanzen dafür, dass wir sie aufnehmen können. Besonders wichtige Mineralien in diesem Zusammenhang sind Kalium, Kalzium, Magnesium, Phosphor und Kieselsäure.

Auch dazu die wichtigsten Eigenschaften:

Kalium hat vor allem in den Körperzellen Bedeutung. Es hält das Membranpotential aufrecht, wichtig für den Stoffaustausch. Außerdem beeinflusst es die Muskel- und Nervenerregbarkeit sowie die Herztätigkeit. Schließlich wirkt es mit beim Kohlenhydrat- und Eiweißstoffwechsel.

Kalzium kennen wir vor allem im Zusammenhang mit dem Knochenaufbau und den Zähnen. Es ist aber auch wichtig für die Steuerung der Membrandurchlässigkeit der Zellen. Auch Kalzium spielt bei der Erregbarkeit von Nerven und Muskeln eine wichtige Rolle, vor allem bei der Muskelkontraktion. Schließlich hat es maßgeblichen Einfluss auf die Blutgerinnung.

Magnesium kennen wir im Zusammenhang mit Knochen, Zähnen und Sehnen, sowie für die Muskel- und Nervenerregbarkeit. Wichtig ist es aber vor allem auch für die Reaktionsfähigkeit der Enzyme und die Blutgerinnung.

Phosphor vor allem Phosphor-Verbindungen spielen eine große Rolle in unserer DNA, also dem Träger unserer Erbinformation und im Energiestoffwechsel. Außerdem wichtig für den Säure-Basen-Haushalt.

Die Kieselsäure ist wichtig für das Bindegewebe, für die Haare, die Haut und die Nägel.

Weitere wichtige Wirkstoffe der Pflanzen:

Alkaloide sind Stickstoffverbindungen, die auf die Botenstoffe des Nervensystems Einfluss nehmen. Damit wirken sie schmerzlindernd und hustenstillend.

Ätherische Öle, mit ihren antibakteriellen und entzündungsheilenden Wirkungen.

Anthrachinone wirken auf das Verdauungssystem abführend.

Bitterstoffe regen die Verdauung an, verbessern die Nährstoffversorgung und fördern den Appetit.

Flavonoide haben Wirkung auf den Kreislauf, auf Entzündungen und auf den weiblichen Hormonhaushalt.

Gerbstoffe helfen bei der Blutstillung und bei der Heilung von Entzündungen, sie wirken antibiotisch.

Glykosoide sind vor allem wichtig für Aktivität und Stärke des Herzmuskels, für den Blutdruck und für den Harndrang.

Kumarine wirken blutverdünnend und tragen zur Muskelentspannung bei.

Phenole, desinfizierend, antiseptisch und entzündungsheilend.

Polysaccharide, auch als Schleimstoffe bekannt, lindern Beschwerden der Darmschleimhaut, schützen die Haut und helfen dem Immunsystem.

Proanthocyana wirken auf den Kreislauf stärkend.

Saponine wirken antibiotisch, verdauungsfördernd und schleimlösend.

Scharfstoffe regen die Verdauung an, wirken antibiotisch und helfen auch bei rheumatischen Schmerzen und Verspannungen. Sie fördern die Durchblutung.

Soweit zu den wesentlichen Wirkstoffen. Wie schon gesagt, kommt es auf die ursachenbeeinflussende Wirkung der Pflanzenheilkunde an. Zwar werden die pflanzlichen Stoffe, wie wir gesehen haben, oft im Zusammenhang mit einem Beschwerdebild erwähnt, also auf Symptom-Ebene, so wie der Mensch das gewohnt ist. In Wirklichkeit aber tritt die Wirkung der pflanzlichen Stoffe tief an den Quellen, an den Ursachen von Krankheiten ein. Bevor wir zur Homöopathie kommen, betrachten wir deshalb ein Beispiel, wie diese Wirkungszusammenhänge sind, zu einer Pflanze, die uns nachher im Zusammenhang mit der Homöopathie noch beschäftigen wird:

Die Chinarinde: gemeint ist hierbei die Rinde des in tropenfeuchten Gebieten Ecuadors, Boliviens, Kolumbiens und Nordperus in Höhen oberhalb von 800 Metern wachsenden Chinarindenbaumes.

Der Wirkstoff ist das Chinin. Wegen seiner antibakteriellen Wirkung hat es vor allem bei der Behandlung von Malaria Ruhm erlangt. Außerdem förderte es die Erholung nach schweren Krankheiten, wozu die Malaria ja auch gehört.

China hat aber noch andere Wirkungsbereiche: Es wirkt auf die Verdauung, auf die Leber und auf die Milz. Mit anderen Worten organsystematisch auf Stoffwechsel und Immunsystem.

Und jetzt erkennen Sie die Tiefenwirkung: Der Mediziner, der wegen den Symptomen der Malaria-Erkrankung und der körperlichen Erschöpfung nach schwerer Krankheit das Mittel China einsetzt, behandelt im Grunde genommen den Stoffwechsel und das Immunsystem, die eigentlichen Ursachen, warum sich der Malaria-Kranke so schwer mit der Bewältigung seiner Krankheit tut.

Erinnern Sie sich bitte daran, wann ein Mensch Symptome zeigt: Wenn sein Organismus mit der Bewältigung einer Situation sich schwer tut, Ladehemmung hat. Also eine Gefahr noch erkennt, sich wehren will, aber nicht darüber hinweg kommt. (Das Finale wäre das Aufgeben, was trügerisch und gefährlich zur Symptomfreiheit wird.)

Durch die Behandlung mit dem Mittel China werden schlussendlich die Systeme unterstützt und der Körper überwindet das Problem. Nicht das Symptom wird beseitigt, sondern die Krise auf der Ursachen-Ebene überwunden.

So kann man auch die Erstreaktionen verstehen: Der Körper, der sich schwer tut, bekommt durch das Mittel einen „Schubs". Dadurch verstärken sich die Kampfzeichen, die Symptome, sozusagen wie ein großes Ausbäumen, und die Sache wird überwunden.

Soweit zum Thema Pflanzenheilkunde, als wohl die älteste Art der natürlichen Behandlung.

Kommen wir nun zum zweiten Teil der von uns zu betrachtenden Ursachentherapien.

Die Homöopathie

Der große „Schwachpunkt" (wenn man es so nennen kann) der Behandlung mit pflanzlichen Stoffen ist, dass sie oft erhebliche Begleiterscheinungen haben. Das ist zwar heute durch die vielen Gesetze und Richtlinien, der auch die pflanzlichen Arzneimittel unterworfen sind, und der sanften Dosierungen deutlich entschärft, wenn gar weitgehend unbedenklich. Aber auch heute gilt noch immer der Grundsatz, dass mit vielen rein pflanzlichen Heilmitteln nur eine vorübergehende Behandlung erfolgen darf, um langfristig keine größeren gesundheitlichen Nachteile zu riskieren.

Die Probleme mit den Begleiterscheinungen waren aber früher viel extremer, teilweise bis hin zu Todesfällen durch Vergiftungen. So kam es zum Beispiel oft zur Überdosierung mit Digitalis, dem Fingerhut. Ein hervorragendes Herzmittel, wenn es nicht überdosiert wird.

Und auch die berühmte Chinarinde heilte nicht nur die Malaria, sondern sie verursachte zum Teil erhebliche Nebenwirkungen.

Das ließ in der Zeit etwa um 1796 einen deutschen Arzt und seinen Forscherdrang nicht in Ruhe. Auch er bekam in seinen Selbstversuchen diese Nebenerscheinungen immer wieder deutlich zu spüren. Die Rede ist von Dr. Samuel Hahnemann (1755-1843), dem Entdecker der Homöopathie. Die Selbstversuche mit Arzneimitteln an sich selbst und an Gesunden wurden durch ihn populär.

Denn auf diese Weise entdeckte er das homöopathische Prinzip. Darauf kommen wir gleich noch zu sprechen.

Doch noch weiter zu den Nebenwirkungen: Wie gesagt, ließ es Hahnemann keine Ruhe, wie man diese Nebenwirkungen in den Griff bekommen könnte.

Noch brisanter wurde die Sache, als es darum ging, auch aus anderen Stoffen homöopathische Heilmittel zu machen, wie zum Beispiel dem giftigen Quecksilber, welches später als Mercurius solubilis berühmt wurde. Berühmt, weil es ein hervorragendes Heilmittel gegen die damals grassierenden Geschlechtskrankheiten war.

Hahnemann überlegte sich, wie die Mittel wohl wirken würden, wenn man sie verdünne. So unternahm er den Versuch mit Chinarinde und war erstaunt über das Ergebnis: Auf diese Weise verliefen die Begleiterscheinungen bei weitem sanfter und blieben gar ganz aus, umso mehr er verdünnte. Zugleich wirkten die Mittel auch noch besser. Heute wissen wir, dass die Verdünnungen, durch das Verschütteln oder Verreiben mit Trägersubstanzen wie Milchzucker, Alkohol und Wasser, was später als Potenzierung in die Literatur einging, bei chronischen Krankheiten umso mehr bewirken, je höher sie sind. Deshalb behandeln Homöopathen heute chronische Krankheiten mit Hochpotenzen.

Diese Erfahrungen, die Hahnemann machte, zusammen mit dem von ihm entdeckten Ähnlichkeitsprinzip, führte zur Heilmethode der Homöopathie. Erstmals veröffentlichte er darüber 1796. Deshalb wird dieses Jahr als Geburtsjahr der Homöopathie angesehen.

Das Ähnlichkeitsprinzip besagt, dass eine Substanz, die bei einem Gesunden Symptome auslöst, einen Kranken mit ähnlichen Beschwerden zu heilen vermag, wenn man ihm die gleiche Substanz in verdünnter Form verabreicht.

Ein schwieriger Satz und zugleich erklärungsbedürftig.

Wie, ein pflanzlicher Stoff soll einen Gesunden krank machen, während ein Kranker davon gesund wird?

Nein. Wir wissen heute, dass ein Symptom ein Kampfzeichen des Körpers ist. Die wirkliche Krankheit spielt sich im Verborgenen ab und macht sich nur selten nach außen bemerkbar. Was wir spüren, ist der Versuch des Körpers, Störungen im Organismus zu überwinden.

Machen wir ein Beispiel: Angenommen, gewisse Krankheitserreger geraten in unseren Lungen außer Rand und Band. Davon merken wir nichts. Was wir merken, ist der Versuch des Körpers, das zu korrigieren. Und in den Lungen spüren wir das durch den Hustenreiz. Deshalb wird der Husten in der medizinischen Literatur auch nicht als Krankheit beschrieben, sondern als Maßnahme des Körpers, einen Fremdkörper zu beseitigen, wozu auch die Krankheitserreger und ihre Toxine gehören.

Das homöopathische Mittel nun führt nicht zur Unterdrückung dieser Maßnahme, sondern zur Unterstützung des Körpers in diesem Kampf, und damit zur Überwindung.

Kommen wir zurück auf das Beispiel Chinarinde. Die Chinarinde hat die Fähigkeit, unser Immunsystem zu aktivieren. Ein Zeichen einer Immunreaktion ist Fieber. Wenn man so will, ein Warmlaufen des Motors. Durch die Aktivierung des Immunsystems kommt es also zur Wärmebildung, zum Fieber.

Der Kampf gegen die Malaria führt ebenso zur Hitzebildung, also zum Fieber.

Mit anderen Worten: Setze ich China zur Behandlung ein, kommt es zum berühmten Aufbäumen des Immunsystems, folglich zu einer stärkeren Hitzebildung, zum Fieber. Bis die Sache überwunden ist.

Das Mittel löst also ähnliche Symptome aus (auch beim Gesunden) wie die Krankheit selbst und bedeutet nichts anderes, als dass die beabsichtigte Reaktion des Körpers, mit dem Ziel der Heilung, bewusst provoziert wird.

Löst also zum Beispiel ein homöopathisches Mittel im Rahmen einer Behandlung eine Erstreaktion aus, sagen wir Durchfall, dann bedeutet das nichts anderes, als dass die Abwehrkräfte im Darm mobilisiert wurden und dort offensichtlich Aufräumbedarf bestand. Denn der Durchfall bedeutet, wie der Husten, nichts anderes, als dass im Darm eine Situation vorherrschte, die mit den gesunden Verhältnissen nicht zu vereinbaren war. Mit der Folge, dass es zu einem spürbaren Aufräumen, dem Durchfall, kam.

Ein besonnener Homöopath wird also darin nichts Schlechtes sehen, sondern seinem Patienten erklären, dass dies ein dankbarer und wertvoller Hinweis des Körpers ist, wo er Unterstützungsbedarf hat.

Und damit kommen wir zu der Frage: Wie finden wir eigentlich das richtige homöopathische Mittel?

Wir lesen oft in Zeitschriften und Ratgeber so Hinweise wie „bei den Beschwerden… nehmen Sie das…Mittel" und bei „jenen Beschwerden… jene Mittel…" Diese gut gemeinten Ratschläge bedeuten die allopathische Anwendung der Homöopathie. Diese Form der Behandlung zielt „nur" auf das Symptom ab. Teilweise, mehr zufällig, werden auch die Hintergründe behandelt, da die homöopathischen Mittel Tiefen- und Breitenwirkung haben. Aber die wirkliche Behandlung chronischer Störungen eines Menschen, letztlich das, worauf es ankommt, setzt eine andere Vorgehensweise voraus.

Der zentrale Punkt ist, dass die ganze Persönlichkeit des Menschen berücksichtigt wird. Dies gelingt durch folgende Vorgehensweise:

Der Homöopath wird seinen Patienten zuerst einmal berichten lassen, wo ihn der Schuh drückt. Auf diese Weise erfährt der Homöopath, wo die Hauptsorgen liegen.

Bei dieser Gelegenheit kann er seinen Patienten genau beobachten. Was ist er für ein Mensch? Wie verhält er sich? Welche äußeren Zeichen zeigen sich an diesem Menschen, die auf Störungen im Inneren des Organismus Rückschlüsse ziehen lassen.

Allein die sogenannte Antlitzdiagnostik füllt ganze Lehrbücher. Nur ein paar Beispiele, um das verständlich zu machen:

Geschwollene Augen, vor allem die Tränensäcke, deuten auf Nierenstörungen hin.

Dunkle Schatten um die Augen können Hinweise auf die Leber, bei sehr blassen Menschen aber auch die Lungen sein.

Sternförmige Venenzeichnungen im Gesicht zeigen eine Leberkrankheit an.

Bläuliche Färbung von Lippen und Wangen sind Hinweise auf Sauerstoffmangel wegen Lungen- oder Herzleiden.

Hervortretende Augen geben Hinweise auf die Schilddrüse.

Tiefe Furchen in den Wangen bis hinunter zum Unterkiefer deuten auf einen magenempfindlichen Menschen hin.

Eine tiefe Furche vom Mundwinkel zum Kinn sprechen für eine gestörte Milz.

Und so gibt es noch viele, viele Zeichen, auch in der Körperhaltung etc., die wichtige diagnostische Hinweise liefern, die ein guter Homöopath registriert.

Desweiteren wird der Mediziner den Patienten umfassend befragen, idealerweise nach dem Kopf-zu-Fuß-Schema. Das heißt, er wird ihn abfragen nach Symptomen und früheren Ereignissen in den verschiedenen Körperbereichen.

Zugleich wird er sich darüber erkundigen, ob Vorfahren oder auch Nachkommen (Kinder, Enkel) irgendwo in diesen Bereichen gesundheitliche Beschwerden hatten oder haben.

Auch Beschwerden des Bewegungsapparates und der Haut werden aufgezeichnet. Diese sind vor allem wegen den Körperzonen interessant. Hier bedient sich der Homöopath der Erfahrung der chinesischen Medizin, die aufgrund der sogenannten Meridianlehre Rückschlüsse auf Organstörungen zulässt.

Desweiteren wird er sich erkundigen nach Beschwerden in den Zähnen. Dies vor dem Hintergrund, dass jeder Zahn eine Beziehung zu unseren Organen hat. Herde in den Zähnen können einem Organ genauso zusetzen, wie umgekehrt Organerkrankungen sich an den Zähnen auswirken können. Die genaue Lokalisierung des Zahnstatus ist also für eine homöopathische Untersuchung von hoher Bedeutung.

Ein weiteres Interessensgebiet ist die Gemütssituation eines Menschen. Die exakte Analyse des Verhaltens und Empfindens eines Menschen gibt wertvolle Erkenntnisse für die Ermittlung der Konstitution.

Schließlich interessieren ihn die Modalitäten. Also die Bedingungen, wann welche Beschwerden schlimmer oder besser werden. Also so Fragen wie vor, während oder nach dem Essen, bei Anstrengung, beim Liegen. Wichtig auch, bei welcher Wetterlage die Beschwerden deutlich auffällig schlimmer werden.

Sie sehen also, eine homöopathische Diagnostik ist eine sehr individuelle und aufwendige Angelegenheit.

Diese Erkenntnisse werden sodann analysiert, mit Hilfe eines sehr alten Repertorisation-Verfahrens.

Die Durchführung dieser Analyse ist nicht weniger aufwendig, als die Erhebung selbst. Heute gibt es zum Glück Computerprogramme, mit Hilfe derer die Analyse deutlich erleichtert wird.

Vom Prinzip her werden die einzelnen gesammelten Daten mit ihrer Arzneimittelzuordnung verglichen. Das heißt: Für jedes Beschwerdebild gibt es eine Vielzahl von möglichen Arzneien. Durch den Vergleich der Symptome und den dazugehörigen Arzneimittel ergeben sich letztlich die wichtigsten Mittel für den individuellen Menschen.

Das Ergebnis ergibt ein Arzneimittelbild, das erklärt, auf welcher Grundlage der Patient krank wurde oder wo er Vorsorge treffen kann. Darauf baut schließlich die Therapie auf.

Die vielen Arzneimittelprüfungen, die Hahnemann und seine Nachfolger durchgeführt haben, führten zu einem umfangreichen Erfahrungsschatz über die vielfältigen Bedeutungen eines Arzneimittels.

Wer hier umfassende Erfahrungen gesammelt hat, kann aus diesen Ergebnissen Rückschlüsse auf gesundheitliche Prozesse eines Menschen bis weit zu seinen Vorfahren zurück erklären.

Dabei gilt der Grundsatz: Je tiefgründiger die Erkenntnis ist, desto größer wird die Wahrscheinlichkeit und die Chance, dass die gesundheitliche Situation eines Menschen wesentlich verändert und damit verbessert werden kann.

Bei der Anwendung der Mittel gibt es unter den Gelehrten

eine kontroverse Diskussion. Die strengen Hahnemannianer halten an Hahnemanns Ein-Mittel-Lehre fest. Das bedeutet, dass das eine Mittel gefunden werden muss, um bei dem betroffenen Menschen eine tiefgreifende Gesundheitsveränderung hervorzurufen.

Dies stößt auf Bedenken. So soll es Hahnemann selbst gewesen sein, der gegen Ende seiner Schaffenskraft im hohen Alter davon abgekommen sei. Vermutlich würde Hahnemann heute auch nicht mehr an der Ein-Mittel-Theorie festhalten. Und das mit gutem Grund: Zunächst stellt sich die berechtigte Frage, ob tatsächlich ein einziges Mittel die Veränderung herbeizuführen in der Lage sein soll.

Es mag vielleicht noch einleuchten bei einer akuten Erkrankung. Aber bei einer chronischen Krankheit?

Die Befürworter führen an, dass es darum gehe, den gemeinsamen Nenner aller gesundheitlichen Beeinträchtigungen zu erkennen, wodurch sich das darauf aufbauende Leid automatisch löse. Das ist vom Gedanken her nicht schlecht. Aber beruht das Leben nur auf einem entscheidenden gemeinsamen Nenner? Oder sind es nicht gerade die vielseitigen Ereignisse, die zu einem Ganzen kommen?

Letzteres ist wohl anzunehmen. Wie in vielen Lebenssituationen ist es die Anhäufung vieler Einzelereignisse zu einem Ganzen, was letztlich zur Katastrophe, beziehungsweise zur Krankheit führt.

Dazu passt ein gutes Vergleichsbild: Ein schlechter Autofahrer alleine macht noch keinen Unfall. An einem regnerischen Tag wird die Wahrscheinlichkeit schon größer. Und wenn es dann noch ein Freitagmittag ist, vielleicht noch ein anderer Autofahrer, der schnell nach Hause will, auch gerade Mal nicht aufpasst... Bei allen Katastrophen finden wir eine Verkettung von Umständen, die letztlich zum Ereignis führen.

Aber selbst wenn man das unberücksichtigt lässt, gibt es eine wesentliche Tatsache, die letztlich alles über Bord wirft: Die Gültigkeit der Ein-Mittel-Theorie würde voraussetzen, dass alle relevanten Umstände absolut objektiv feststellbar sind. Spätestens daran dürfte es aber scheitern.

Vielleicht kommt die später noch vorgestellte Bioresonanztherapie diesem Anspruch am nächsten. Wir haben oft beobachtet, dass wir dort Zusammenhänge feststellten, von denen der Patient zunächst nicht berichten konnte, dann sich aber aufgrund der Erkenntnisse daran erinnerte.

Und genau das ist der Schwachpunkt der Ein-Mittel-Theorie: Der Patient kann oft nicht über alles berichten, was aber für seinen Organismus zutrifft und auch für die Erkenntnis wichtig ist. Andere Patienten wiederum leiden unter einem Beschwerdebild, das sie aber aufgrund der Dauerhaftigkeit gar nicht mehr so wahrnehmen. Oder einfach nur aus der Gewöhnung heraus ignorieren. Wieder andere verlieren sich in Details und neigen zu phantasievollen Ausschmückungen und Übertreibungen.

Dazu kommt, dass jeder auf seine eigene Weise berichtet und versteht. Klassisches Beispiel: Es gibt Menschen, die bei Übelkeit im Magen davon berichten, Ihnen sei so schwindelig. Während also der Patient den Magen meint, versteht der Therapeut vielleicht Schwindel im Kopf.

Und so könnte man unzählige Beispiele bringen, die eines klar zeigen: Die Sache ist sehr subjektiv und lückenhaft, so dass eine absolute Feststellung des einen wahrhaftigen Mittels wohl schon aus praktischen Erwägungen gar nicht möglich ist.

Und tatsächlich sieht man in der Praxis, dass der Weg oft über verschiedene Mittel zum Erfolg führt.

Diejenigen, die sich von der Ein-Mittel-Theorie abgewendet haben, stellten fest, dass sie erst über die verschiedenen in Frage kommenden Mittel den Zusammenhang bei dem jeweiligen Patienten verstanden haben. Und es im Rahmen der Behandlung, und der während dieser Zeit durchgeführten Analysen, durch den Einsatz dieser verschiedenen Mittel zum Erfolg gekommen ist.

Nun, wir wollen Ihnen hier keinen wissenschaftlichen Theorienstreit zumuten. Es war aber wichtig, kurz darauf einzugehen, weil Ihnen das in der Praxis begegnen wird. Und dann große Unsicherheit entsteht. Überhaupt müssen wir uns angewöhnen, dass es in der Naturheilkunde eine Vielzahl von Ansätzen und Methoden gibt, irgendwie hat jeder so seine eigenen Erfahrungen gesammelt.

Halten wir abschließend den berühmten Satz fest: Es gibt viele Wege nach Rom.

Und für die Homöopathie ergänzt: Noch viel mehr Wege gibt es in der Naturmedizin.

Achten Sie darauf, dass der Mediziner mit der hier beschriebenen Sorgfalt vorgeht. Dann können Sie sich in der Mehrheit der Fälle gewiss sein, dass er etwas Vernünftiges für Sie tut. Vielleicht auch derjenige, der weiterhin auf sein eines Mittel abstellt. Auch damit gab es schon Erfolge.

Dies gilt vor allem, wenn es um das Konstitutionsmittel geht. Und auf dieses Thema wollen wir, wegen der Wichtigkeit, an dieser Stelle gesondert eingehen.

Keine Sorge. Wir wollen Ihnen keine langatmigen Abhandlungen zumuten. Die Konstitutionslehre ist schon für den Fachmann schwer genug zu erfassen. Es geht nur darum, ein Verständnis zu entwickeln. Und einiges davon haben Sie im Buch gelesen. Aber wie gesagt, wegen der Wichtigkeit werfen wir einen Blick darauf.

Konstitutionsmittel und Bedeutung

Die Konstitution bedeutet im naturheilkundlichen Sinne die Veranlagung zur Krankheit. Gemeint ist damit letztlich die genetische Anlage dazu. Die Homöopathen vertreten dabei die Auffassung, dass die Krankheit (nicht mit den Symptomen verwechseln) nur in einer grundlegenden dauerhaften Allgemeinstörung im Lebensbetrieb des Menschen gedeihen kann.

In der Tat fragt man sich, wieso ein und dasselbe Ereignis so völlig unterschiedliche Folgen haben kann.

Beispiel Infektionskrankheit: Der eine pflegt die Kranken und geht unbehelligt daraus hervor. Der andere erleidet ein Drama mit tödlichem Ausgang.

Oder: Der eine fühlt sich richtig wohl, wenn es kühl und feucht ist. Der andere bekommt schon seinen Schnupfen, wenn er nur daran denkt. Und tatsächlich hat man über die Jahrhunderte beobachtet, dass bestimmte Menschentypen gehäuft zu bestimmten Krankheitsbildern neigen. So zum Beispiel der Mensch mit der lymphatischen Konstitution, der verstärkt zu Krankheiten wie Infekte der Schleimhäute neigt, und bei dem tatsächlich ein Luftzug reichen kann, um die Symptome auszulösen.

Oder diejenigen mit der sogenannten lithämischen Konstitution, die zu rheumatisch-gichtischen Erkrankungen neigen. Ist Ihnen nicht auch schon aufgefallen, dass nicht jeder, der körperlich hart gearbeitet hat, unbedingt kranke Gelenke bekommt? Und wie ist es erst umgekehrt, bei denjenigen, die gar keinen Anlass dazu gegeben haben, mit schwersten Gelenkproblemen sich herumschlagen?

Und haben Sie auch schon beobachtet, dass solche Erscheinungsformen gehäuft in ganzen Familien vorkommen?

Eigentlich ist es ja logisch. Wir bekommen halt nicht nur das ähnliche Aussehen von Mutter und Vater, das wir in jedem Baby suchen, vererbt, sondern auch die unangenehmen Dinge, wie Defekte in unserem Organismus. Schließlich sind wir nichts anderes als die Kopie von Mutter und Vater und wiederum deren Vorfahren.

Diese Grundveranlagungen, die wir mit der Geburtsstunde mitbekommen, entscheiden mit darüber, wie sich unsere Gesundheit entwickelt.

So haben schwerwiegende Erkrankungen unserer Vorfahren, wie zum Beispiel die Tuberkulose, Spuren in den Keimzellen hinterlassen, mit denen die Nachkommen irgendwie fertig werden müssen. Das führt eben dann zu Menschen, die immer wieder mit ihren Lymphen und Schleimhäuten Probleme haben, häufig in den Atemwegen, aber auch im Darm. Bis hin zu Allergien, als Überempfindlichkeit, als Aggression – als Folge dieses Defektes.

Oder nehmen Sie das Beispiel der früheren Syphilis. Viele Veranlagungen, im Gehirn und im Rückenmark krank zu werden, führen ganzheitliche Mediziner als konstitutionelle Folge auf diese früheren Seuchen zurück. Es ist also kein Zufall, ob jemand Multiple Sklerose, Parkinson, Demenz und wie alle diese chronischen Erkrankungen des

Zentralnervensystems heißen, bekommt.

Auch heute prägen wir solche Veranlagungen. Ein Beispiel, was für unsere Zeit typisch ist und das in der Zukunft für unsere Nachkommen noch zu einem ernsten Problem werden könnte: Fast jeder kennt den Konflikt mit Herpes-Viren. An sich selbst oder in seinem Umfeld. Typisches Erscheinungsbild: Bläschen an den Lippen. Und das ist noch die harmlosere Variante, denn die Bläschen sind schon Ausdruck eines Kampfes, also einer Abwehr.

Immer häufiger tritt der Herpes-Virus in Verdacht, an den oben genannten Erkrankungen des Zentralnervensystems beteiligt zu sein.

Auch bei Allergien wird er oft als beteiligt verdächtigt. Er oder seine Verwandte, wie Herpes zoster und Epstein Barr-Viren. Sie alle werden auch als DNS-Viren bezeichnet. Denn sie greifen unsere Erbinformation an. Das ist letztlich der Weg zur Prägung und zur Vererbung.

Mit anderen Worten, so wie wir heute unter den Folgen der oben genannten Epidemien zu leiden haben, werden unsere Nachkommen sich mit den Folgen nicht bewältigter Herpes-Konflikte auseinander zu setzen haben.

Das hört sich alles so abenteuerlich an. Ist es aber nicht, wenn man sich ein wenig mit diesen Dingen auseinandersetzt. Dann wird das alles ganz logisch.

Der große Vorzug der Homöopathie ist es nun, dass sie mit bewährten Mittel auf diese Veranlagungen Einfluss nimmt. Eben mit Mitteln, die die Konstitution ansprechen, die Konstitutionsmittel. Davon gibt es einige. Der Mediziner muss sehr sorgfältig die richtigen auswählen. Hinzu kommt, dass es die reinen Konstitutionstypen selten gibt. Zumeist sind es Kombinationen, die es umso schwerer machen und entsprechende Sorgfalt abverlangen.

Umstritten ist, was tatsächlich mit der Umstimmung, von denen die Homöopathen immer wieder sprechen, gemeint ist.

Hahnemann würde dazu sagen: Was durch Krankheit geschaffen wurde, lässt sich auch wieder rückgängig machen.

Sicherlich trifft das zu auf Ereignisse jüngerer Vergangenheit. Hat also jemand nach einer schweren Infektion fortan unter verschiedenen Folgekrankheiten zu leiden, mag es gelingen, den Defekt tatsächlich so auszugleichen, dass alle Folgeerscheinungen damit erledigt werden.

Aber bei den bereits in der DNS verankerten Defekten, die über die Generationen fortgetragen wurden, scheint das schier unmöglich zu sein.

Ein Mensch, der vielleicht schon selbst einiges an Lebensjahren hinter sich hat, und mit dem Thema erst bei schon fortgeschrittener Erkrankung konfrontiert wird, kann schlecht auf ein vollständiges Umstimmen seiner Situation hoffen. Es mag vielleicht gelingen, wenn die Behandlung schon im Kleinkindalter beginnt, wenn der Mensch sozusagen noch relativ unbelastet ist. Aber das sind Spekulationen, die auch sehr individuell sein werden. Schließlich wollen wir uns keinen unnötigen Spekulationen hingeben, sondern:

Auch hier gilt wieder der Grundsatz: es gilt in erster Linie, Zeit zu gewinnen, auf der Straße des Lebens, wie wir es im Vorwort als Auftrag aufgenommen haben.

Sie sehen also, dass es die vornehmste Aufgabe der echten Homöopathie ist, Ursachen von Krankheitsgeschehen ausfindig zu machen und systematisch einen Ausgleichspol aufzubauen.

Homöopathie in akuten Fällen

Sehr beliebt sind homöopathische Mittel auch in rein akuten Fällen.

Beispiel: Wurden Sie von einer Biene gestochen und wollen auf sanfte Weise das damit verbundene Leid kurieren, dann ist in dem Moment das akute Geschehen im Vordergrund. Dazu nimmt man das Antidot mit dem Mittel Apis. Apis ist das homöopathische Pendant zum Bienenstich. Es ist faszinierend, zuzusehen, wie dieses Mittel entgegen aller Skeptiker der Homöopathie seine Wirkung zeigt.

Und so gibt es jede Menge Akutsituationen, in denen dann natürlich ein allopathischer Einsatz der Homöopathie seine Wirkung zeigt.

Aber oft werden wir feststellen, dass bei einer korrekten Analyse der akuten Situation Mittel herauskommen, die auf eine chronische Veranlagung hinweisen.

Deshalb gibt es ganzheitliche Mediziner, die die Auffassung vertreten, dass alle Symptome letztlich Ausdruck sind einer Veranlagung. Einmal abgesehen vom reinen Unfall, oder einer Vergiftung, also die Einwirkung von außen.

Beispiel: So akut eine Erkältung sein mag, weil viele Menschen gleichzeitig damit anfangen, und sie sich scheinbar angesteckt haben, letztlich kommt es nur dann zu Konflikten, wenn ich gerade mal wieder in meiner konstitutionellen Schwächephase bin.

Jeder hat es schon an sich selbst beobachtet. Es gibt Zeiten, da schnieft es um uns herum und wir bleiben verschont. Wir rechnen schon mit dem schlimmsten. Aber es passiert nichts. Dann gibt es wieder Phasen, da erwischt es uns auch. Meistens um bestimmte Zeiten oder bestimmten Umständen herum.

Ist Ihnen das nicht auch schon aufgefallen? Und haben Sie sich dann nicht auch gewundert? Nun, zukünftig wird es Ihnen jetzt klar sein.

Machen wir ein paar Beispiele, welche homöopathischen Mittel bei akuten Geschehen helfen können. Aber immer mit der Klarstellung, dass das nur Beispiele sind, denn auch in Akutgeschehen trifft erst die Analyse die richtigen Mittel.

Bei Erkältungen kommen häufig zur Anwendung, in der ganz akuten Phase mit Fieber und Gliederschmerzen: Aconitum, Belladonna und Ferrum phosphoricum. Hilfreich auch Arsenicum album.

Bei Halsschmerzen Lachesis und Mercurius solubilis.

Bei Schnupfen und Husten Bryonia, Kalium bichronicum und Kalium carbonicum, Nux vomica und Hepar sulfuris. Von Experten werden dann auch gerne Phosphorus und Pulsatilla eingesetzt. Wegen ihrer tiefgreifenden Wirkung auf die Konstitution sollte auf eine fachkundige Überwachung Wert gelegt werden.

Bei Magen-Darm-Beschwerden mit Übelkeit kommen oft zum Einsatz Nux vomica, Arsenicum album, Coccolus, Veratrum. Zur Erfrischung der Schleimhäute ist Sulfur ein vorzügliches Mittel. Neben dem Schleimhautmittel Mercurius.

Nux vomica wird auch sehr gerne gegeben bei Auftreibung, Völlegefühl und nach opulentem Mahl.

Und wenn die Leber und Galle im Spiel sind, ist Chelidonium ein hervorragendes Mittel.

Manche Blasenentzündung beruhigte sich mit dem Mittel Cantharis.

Die Namen und die Bedeutung dieser Mittel sagen Ihnen an dieser Stelle natürlich nicht viel, außer dass man sie einmal gehört hat. Es würde den Rahmen sprengen, Ihnen das hier im Einzelnen zu erläutern. Es soll Ihnen nur einen Eindruck vermitteln.

Denn wie gesagt, ohne große Erfahrung und einer exakten Analyse ist es ein Glückspiel. Um Ihnen die Dimension zu verdeutlichen:

Ein Kurz-Repertorium, verfasst schon vor über hundert Jahren, von einem berühmten amerikanischen Arzt, Dr. James Tyler Kent (1849-1916) umfasst 1.130 Seiten mit Symptomen und eine riesigen Menge an Abkürzungen zu homöopathischen Mittel, winzig klein geschrieben.

Eine komplexe Sache. So komplex, wie das Leben eben ist. Jeder, der sich damit beschäftigt, kommt irgendwann einmal in die Situation, die Sache vereinfachen zu wollen. Und wie oft fragen die Patienten „Kann man nicht sagen, was ich das nächste Mal nehmen soll, wenn…"

Seriös kann man es nicht. Das Mittel, das heute gelten mag, kann beim nächsten Mal schon überholt sein.

Das heißt aber nicht, dass die vielen Ratschläge in den Erste-Hilfe-Fibeln alle wertlos sind, um hier nicht missverstanden zu werden. Aber wie es der Satz schon sagt, es ist nur eine Ersthilfe. Ohne Anspruch darauf, dass das Problem gelöst wird.

Von erfahrenen Patienten hört man in der Praxis dann oft „ich habe es mal am Wochenende versucht mit dem Mittel…diesmal hat es aber nicht geholfen". Dann darf man nicht enttäuscht sein. Und die Skeptiker schon gar nicht Morgenröte schnuppern lassen. Sondern dann muss man daran denken, dass erst die Analyse Aufschluss für das diesmal richtige Mittel gibt.

Anmerkung: Der zuvor zitierte Arzt Dr. Kent ist übrigens,

wie viele andere auch, durch eigene Erfahrungen zur Homöopathie gekommen. Das Ergebnis seiner jahrzehntelangen Erfahrungen fasste er zusammen in der Erkenntnis, dass die Grundursache aller Leiden und Krankheiten des Menschen eine Ordnungsstörung im Inneren des menschlichen Organismus sei. Dies zeige sich in den unterschiedlichsten chronischen Krankheiten.

Wir sehen also, dass sich die gewonnenen Erkenntnisse immer wiederholen und bestätigen.

Die Skeptiker wenden ein: Da ist ja gar nichts mehr drin.

Schon zu Hahnemanns Zeiten, und das hat sich bis heute gehalten, warfen Kritiker der Homöopathie vor, dass die Mittel deshalb nichts bewirken könnten, weil da ja nichts mehr drin ist.

Nun, materiell gesehen haben die Kritiker recht. Hahnemann selbst hat die Mittel bis in höchste Verdünnungen potenziert, so dass tatsächlich keine Materie mehr vorhanden war. In den heutigen homöopathischen Mittel finden sie nichts mehr an materiellem, außer die Trägersubstanz, also ein Wasser/Alkohol-Gemisch bei den Tropfen und Milchzucker bei den Globulis.

Doch was übersehen diese Skeptiker? Dass eben doch etwas drin ist. Nur man sieht es nicht. Denn Energie kann man im Normalfall nicht sehen.

Machen wir ein Beispiel zum besseren Verständnis: Das Wasser.

Wenn wir Wasser trinken, dann löschen wir den Durst. Wir haben uns Materie, greifbar und sichtbar zugeführt.

In Wirklichkeit haben wir uns ein Atombündel bestehend aus energetisch zusammengehaltenen Wasserstoff- und Sauerstoffatomen zugeführt.

In dieser Verbindung ist das Wasser für unseren Körper

nicht verwertbar. Deshalb baut der Körper diese Verbindung auseinander und setzt die Sauerstoff- und Wasserstoffatome, zusammen mit vielem anderem, zu neuen chemischen Verbindungen zusammen. Diese wiederum führen zu Reaktionen in unseren Zellen. So entsteht das einzige, was dem Körper zum Leben wirklich hilft, egal ob es vorher Wasser, ein Stück Zucker oder ein Schnitzel war: Energie.

Diese Energie ist es letztlich, die unseren Motor am Leben hält. Wie übrigens auch den Motor unseres Autos. Dort ist es ja auch nicht das Benzin, das den Motor am Laufen hält, sondern die daraus gewonnene Energie eben. Deshalb heißt das Benzin ja auch Treibstoff. Weil es ein Stoff ist, der die Energiegewinnung antreibt.

So wie wir Menschen auch unsere Nahrung als Treibstoff aufnehmen.

Wenn sich denn nun alles reduziert auf Energiegewinnung und Energieeinsatz, dann stellt sich doch die Frage, ob man auf dieser Ebene auch therapeutisch einwirken kann. Und man kann es. Die Homöopathie folgt diesem Prinzip. Verwendet wird nicht mehr die Materie der Pflanze, sondern die daraus isolierte Energie. So wird aus sonst hochgiftigen Stoffen wie Quecksilber das Mittel Mercurius, und aus dem giftigen Arsen das Mittel Arsenicum, wovon wahrscheinlich schon jeder einmal gehört hat.

Sie sehen, die Sache ist gar nicht so geheimnisvoll und schon gar nicht unseriös oder Placebo, oder was so alles behauptet wird.

Wir haben in unserem täglichen Leben viele Beispiele, wo wir dieses Prinzip ganz selbstverständlich anwenden. Nehmen Sie das Handy. Telefonieren ohne Schnur, nur mit den Frequenzen, die wir durchs All schicken. Warum soll das in der Medizin nicht genauso gehen?

Wenn wir nicht ausgerechnet in der Medizin so skeptisch wären, würden wir uns vielleicht schon per Handy die Therapie zumailen. Und ich sage Ihnen: Das wird kommen.

Die Darreichungsformen der homöopathischen Mittel

Bekanntermaßen werden homöopathische Mittel in Form von Globulis (Milchzuckerkügelchen), als Tropfen oder als Tabletten verabreicht. Wie schon gesagt, darf man sich nicht irritieren lassen, dass die Wirksubstanz nicht im Labor festgestellt werden kann, denn eine homöopathische Therapie ist eine energetische Behandlung. Und das sieht man nicht.

Genauso könnte man bezweifeln, ob in einem Kabel Strom fließt. Wenn Sie das Kabel anschauen, sehen Sie nur Gummi, Kunststoff, Drähte, aber keinen Strom.

Eine Therapieform innerhalb der Homöopathie wollen wir Ihnen noch gesondert vorstellen, weil sie sehr häufig in Gebrauch ist:

Die Schüssler-Salze

Bekannt auch unter dem Begriff Biochemie. Frei übersetzt: Die Chemie des Lebens. Praktisch gemeint: Der Einsatz der Mineralsalze, und zwar in homöopathisierter Form. Das ist der große Unterschied zum Einsatz der reinen Mineralien. Letztere kommen allenfalls zum Einsatz, wenn tatsächlich ein Mangel besteht. Das kann vorkommen zum Beispiel bei ausdauerndem Sport, oder bei falscher Lebensweise, wie zum Beispiel bei Alkoholikern. Oder auch in Schwangerschaften. Hier geht es um das reine Auffüllen fehlender Mineralstoffe.

Die homöopathischen Mineralsalze haben nicht die Aufgabe, etwas aufzufüllen. Sie haben, wie alle homöopathischen Mittel, einen Regulierungseffekt.

Das ist eben der ganz große Unterschied. Das wird immer wieder durcheinander gebracht.

Sie erkennen wieder einmal den wunderbaren Effekt der Homöopathie:

Es geht nicht um das kurzfristige Auffüllen (was vielleicht gar nicht nötig ist), sondern um die nachhaltige Organisation, im Körper ein Gleichgewicht in der Mineralstoffverteilung herzustellen.

Erarbeitet wurden die Schüssler-Salze von dem gleichnamigen Oldenburger Arzt Dr. med. Schüssler (1821-1898). Er entwickelte die Grundsätze der zwölf Mineralsalze. Von seinen Nachfolgern wurden weitere zwölf hinzu entwickelt, so dass das Programm heute 24 Mittel umfasst.

Kritiker werfen vor, das sei viel zu pauschal. Und wie wir aus den bisherigen Ausführungen gesehen haben, ist dies in gewissem Sinne berechtigt. Wir wissen inzwischen, dass es die Vielseitigkeit des Lebens und möglicher Störungen ausmacht, dass es in der Naturheilkunde so viele Möglichkeiten gibt.

Das heißt aber nicht, dass die Schüssler-Salze damit überholt seien. In vielen akuten Fällen können sie gute Dienste leisten. Auch zur Vorsorge sind sie gerade bei der Selbstbehandlung gut geeignet. Man muss sich eben nur den Grenzen bewusst sein. Und sie letztlich in der Kombination mit den anderen Möglichkeiten effizient einsetzen.

Nachfolgend zeigen wir Ihnen die zwölf grundlegenden Mittel nach Schüssler und ihre Organsystem-Bezüge auf:

Nr. 1 – Calcium fluoratum, das Salz zur Festigung des Bindegewebes, der Gelenke und der Haut.

Nr. 2 – Calcium phosphoricum, zur Unterstützung der Knochen und Zähne.

Nr. 3 – Ferrum phosphoricum hat große Bedeutung für das Immunsystem, fördert die Sauerstoffaufnahme im Körper und ist wichtig für die roten Blutkörperchen.

Nr. 4 – Kalium chloratum schützt die Schleimhäute.

Nr. 5 – Kalium phosphoricum stärkt Nerven und Psyche.

Nr. 6 – Kalium sulfuricum hilft der Entschlackung des Körpers.

Nr. 7 – Magnesium phosphoricum das Salz der Muskeln und Nerven.

Nr. 8 – Natrium chloratum reguliert den Wasserhaushalt.

Nr. 9 – Natrium phosphoricum regt den Stoffwechsel an und bringt den Säure-Basen-Haushalt ins Gleichgewicht.

Nr. 10 – Natrium sulfuricum dient zur inneren Reinigung, wirkt besonders auf Leber, Galle und Nieren. Man bezeichnet es auch als das Ausleitungsmittel.

Nr. 11 – Silicea sehr hilfreich für das Lymphsystem. Außerdem gut für Haare, Haut und Bindegewebe.

Nr. 12 – Calcium sulfuricum hat sich als Salz für die Gelenke bewährt. Aber auch für das Stütz- und Bindegewebe.

Die Schüssler-Salze gibt es auch als Salben für die äußerliche Anwendung.

Zum Abschluss des Kapitels Homöopathie noch ein Wort zur Erfahrungsmedizin: Hahnemann selbst lebte in einer Zeit, in der die Menschen, wenn sie gesund waren, im Durchschnitt 45 Jahre alt wurden. Viele starben früher.

Hahnemann schaffte es auf ein honoriges Alter von 88 Jahren. Und das, obwohl seine Gesundheit schon seit der Kindheit nicht zum Besten bestellt war. Man kann es auf seine Medizin, die er täglich an sich selbst anwandte, möglicherweise zurückführen. Beweisen kann man es nicht. Ein Einzelfall? Ein Zufall? Und bei denjenigen, bei denen es später auch gelang, immer wieder Zufälle?

Man kann es auch philosophisch betrachten. Zufall bedeutet, was mir zufällt. Und da sind wir schon wieder bei unseren Vorfahren. Was sie uns mitgegeben haben und was wir erleben, was uns also zufällt, entscheidet über Gut und Böse. Wenn uns schon manches Unheil zufällt, dann können wir auch versuchen, es wieder auszugleichen, mit Hilfe natürlicher Mittel. Alles relativiert sich letztlich und deshalb kommen wir wieder zu dem Motto: Alles tun, was Zeit gewinnt auf der Straße des Lebens.

Auch wenn es bislang keiner ausdrücklich wissenschaftlich nachgewiesen hat. Wer es selbst erlebt hat, wie der Autor, lebt nach der Devise: Lieber unwissenschaftlich gesund als wissenschaftlich krank.

Damit leiten wir über zu unserem dritten Thema zu den Ursachentherapien: Die Bioresonanztherapie.

Die Bioresonanztherapie

Sollen Schwingungen heilen?

Noch rümpfen einige Menschen die Nase, wenn sie von energetischen Schwingungen zur Behandlung von Krankheiten hören. Gleich denken sie an Esoterik, Hokus pokus und ähnliches. Doch das beruht auf einem Irrtum. In Wirklichkeit geht es um biophysikalische Energie, und im Gegensatz zur Irrmeinung, um eine hochwissenschaftliche Angelegenheit.

Worum geht es bei der Bioresonanz

Aus der Biologie wissen wir, dass der Körper über eine sogenannte Selbstregulation verfügt. Das bedeutet, dass er sich völlig autonom, durch ständig und automatisch ablaufende Prozesse, selbst am Leben erhält. Solange wir ihm die notwendigen „Betriebsstoffe" zur Verfügung stellen. Das heißt aber auch, dass er völlig automatisch Gefahren genauso erkennt und abwehrt, wie er entstandene Schädigungen repariert.

Um diesen Aufgaben gerecht werden zu können, verfügt der Organismus über viele Mechanismen. Dazu gehören: der Stoffwechsel, die Entgiftung, die Steuerung über das Hormons- und Nervensystem, sowie die Abwehrkräfte, unser Immunsystem.

Leider sind die natürlichen Abläufe bei vielen Menschen durch die unterschiedlichsten Einflüsse gestört.

Dazu gehören:

• Einflüsse aus unserem täglichen Leben, wie aus der Luft, der Ernährung,

   • von chemischen und mechanischen Reizen,

   • von Mikroorganismen und

   • sogar aus angeborenen Veranlagungen.

Die Folge: Es kommt zu Fehlern, die über lange Sicht letztlich zu „Ausfällen" führen, die wir dann als Krankheiten bezeichnen.

Die Bioresonanz, genauer Bioresonanztherapie, hat das Ziel, die Fähigkeit des Körpers, sich selbst zu regulieren, wiederherzustellen und zu fördern.

Dabei nutzt diese Methodik nicht nur die Erkenntnisse aus Biologie und Medizin, sondern auch der Physik. Genauer gesagt der Quantenphysik. Mit Hilfe von Schwingungen sollen die Selbstregulierungskräfte des Organismus unterstützt werden.

Wir erleben es in jedem Sommer

Was Schwingungen bewirken, das kennen wir alle aus der Natur. Wenn wir uns in die Sonne begeben, sorgen die Schwingungen des ultravioletten Lichts dafür, dass unsere Haut pigmentiert. Dazu verfügt sie über ein Regulationssystem, das mit diesen Frequenzen in Resonanz geht (Quelle: Prof. Dietmar Heimes, Bioresonanz nach Paul Schmidt).

Letztlich zeigt diese Wirkung, wie die Prozesse in unserem Körper in Gang gesetzt werden – die gesunden, wie die krankhaften. Daran knüpft die Bioresonanztherapie an. Allerdings mit einem großen Unterschied: Während bekanntermaßen die Sonnenstrahlen auch Schäden anrichten können, berücksichtigt die Bioresonanz diese Gefahren. Im Ergebnis ist sie so ausgerichtet, dass sie nur für eine positive Einwirkung, eine Harmonisierung, genutzt werden kann.

Die Bioresonanz ist ein nicht-invasives Verfahren und verletzt somit bei der Anwendung nicht den Körper wie z.B. bei einer Spritze. Dadurch wirkt das Verfahren sehr sanft auf den Körper. Zudem weisen die in Jahrzehnten gesammelten Erfahrungen auf ein Verfahren ohne schädliche Nebenwirkungen hin.

Darauf baut die Bioresonanztherapie auf

Wir kennen diese Fälle alle: Da hat ein Mensch Schmerzen, bringt eine Tournee von Untersuchungen hinter sich und keiner kann sagen, woran es liegt. Wie konnte es dann sein, dass das Problem durch ein paar wenige Behandlungen mit der Bioresonanz erledigt wurde – diese Beobachtung machte ich in meiner langjährigen praktischen Arbeit immer wieder. Zu anfangs erschien es mir wie durch ein Wunder. Doch bald merkte ich, dass es der Ansatz ist, der der Bioresonanz zugrunde liegt – der Quantenphysik.

Der tiefe Einblick in die Ursachen von Störungen ist des Rätsels Lösung

Der Umstand, dass diese Methode sich nicht mehr „nur" mit der Materie beschäftigt, sondern mit seiner kleinsten Einheit, aus der die Materie besteht, namentlich der Bestandteile der Atome und ihrer Schwingungen, macht dieses Phänomen erklärbar. Wenn auch vorerst nur in der Erfahrungsmedizin. Wer in diese Feinheiten der Materie einsteigt, lässt Störungen im menschlichen Lebensbetrieb sichtbar werden, die man mit der bloßen Betrachtung der Materie nicht zu erkennen vermag.

Seit gut 40 Jahren beschäftigen sich verschiedene Pioniere mit dieser neuen medizinischen Herausforderung. Einer davon war der Ingenieur und Träger des Bundesverdienstkreuzes Paul Schmidt. Er postulierte bereits 1976, dass man mit Frequenzen bestimmte Regulationen im menschlichen Organismus stimulieren kann. Und damit war er in bester Gesellschaft mit so namhaften Physikern wie Max Planck und Albert Einstein.

Prägten sie doch die Erkenntnisse:

Max Planck (1858-1947) „... So sage ich Ihnen nach meinen Forschungen des Atoms folgendes: Es gibt keine Materie an sich. Alle Materie entsteht und besteht nur durch eine Kraft, welche die Atomteilchen in Schwingungen versetzen und sie zum winzigsten Sonnensystem des Atoms zusammenhält. ..."(Max Planck, deutscher Physiker und einer der anerkanntesten Wissenschaftler der Menschheitsgeschichte / Quelle: Wissenschaftsmagazin Matrix 3000, Ausgabe November/Dezember 2005, ISBN 3-89539-820-9).

Von all dem angetrieben entwickelte Paul Schmidt seither - und inzwischen sein Nachfolger Prof. Dietmar Heimes - die heute nach ihm benannte Bioresonanz nach Paul Schmidt.

Deshalb wird auch die Bioresonanz als Schwingungstherapie oder auch energetische Therapie bezeichnet. Vor diesem Hintergrund liegen die Wurzeln noch viel früher verankert, in der jahrtausendealten chinesischen Medizin.

Und auch andere bekannte Pioniere waren der Sache wohl schon auf der Spur, so beispielsweise der Begründer der Homöopathie, Samuel Hahnemann. Er war in höchstem

Maße verblüfft, als er entdeckte, dass Substanzen, die er so sehr verdünnte, dass in ihr die eigentliche Materie nicht mehr vorhanden war, vorzügliche Wirkungen auslösten. Letztlich behandelte er nur noch mit der Energie. So könnte eines Tages die Bioresonanz den bislang ungeklärten Wirkungsmechanismus der Homöopathie erklären.

Die Bioresonanz und die Sache mit der Regulation

Es war schon vor 1878, als der französische Physiologe Claude Bernard (1813-1878) als Fazit seiner jahrzehntelangen Forschung den Satz prägte „Der Keim ist nichts, das Milieu ist alles." Er wollte damit zum Ausdruck bringen, dass der einzelne Keim uns nicht zu schaden vermag, solange das Milieu in uns nicht den Weg dafür öffnet. Heute wissen wir, dass die Keime nicht nur zu unseren natürlichen Zeitgenossen zählen, sondern viele von Ihnen unser Leben erst ermöglichen. Denken wir nur an die lebenswichtigen Darmbakterien.

Wege und Irrwege der Medizin

Alle diese Tatsachen vermochten nicht zu verhindern, dass seit Robert Koch (1843-1910) die Medizin in einem unüberwindlichen und gegenüber der übermächtigen Welt der Mikroorganismen aussichtslosen Wettkampf steckt, den einzelnen Keim besiegen zu wollen. Mit Antibiotika, antiviralen Medikamenten, Impfungen und vieles mehr.

Eine von Vernunft geprägte Kritik richtet sich allerdings nicht grundsätzlich gegen diese Errungenschaften der modernen Schulmedizin. Es ist unbestritten, dass in kritischen Einzelfällen diese Mittel ein Segen waren und auch noch sind. Zumindest solange die Resistenzen nicht vollends eingetreten sind. Aber gerade diese rasant zunehmenden Resistenzen bestätigen, in welcher Sackgasse die Medizin geraten ist.

Nein, die Kritik richtet sich vielmehr gegen die erschreckende Tatsache, dass in weiten Kreisen der Medizin die Milieuerkenntnisse des Claude Bernard völlig aus dem Radar verschwunden sind. Trotz der prekären Situation, vor der vorausschauende Wissenschaftler schon seit langem warnen, wird trotz zunehmender Resistenzen unbeirrt und beharrlich an immer neuen antibiotisch, also gegen die Natur wirkenden Medikamenten gearbeitet. Der Umdenkungsprozess kommt, wenn überhaupt, nur sehr langsam in Gang.

Auswege der Medizin

Nicht bei allen. Immer mehr Mediziner erkennen die Zeichen der Zeit und besinnen sich alter Weisheiten, die auf Jahrtausende alten Wissens zurückgehen. Den Menschen mit der Natur und nicht gegen sie zu therapieren. Mediziner, die diesen Wandlungsprozess durchmachen, und das sind immer mehr, tun dies sehr häufig in geradezu radikaler Weise. Verständlich, wenn man den Irrweg, den man vielleicht über viele Jahre gegangen ist, erkannt hat. Beängstigend für viele, denn diese radikale Wandelung vieler Mediziner gerät leicht in den Verdacht abgehobener esoterischer oder sonst wie verdächtiger Tendenzen. Das schürt Skepsis.

So wundert es nicht, dass viele Menschen der in der Medizingeschichte mit ihrem rund vierzig Jahren recht junger

Therapieform der Bioresonanz zu anfangs recht skeptisch begegnen. Währenddessen sie nach einer gewissen Zeit des Kennenlernens geradezu in eine Euphorie geraten. Doch das ist wiederum sehr leicht nachvollziehbar. Hat man sie erst einmal durchschaut, erkennt man rasch, dass die Bioresonanz der Inbegriff der Regulationsmedizin schlechthin ist. Das mag dem einen oder anderen weniger erfahrenen Anwender jetzt als tollkühne Aussage erscheinen. Jeder aber, der sich seit langem mit der Naturheilkunde beschäftigt, erlebt diesen Effekt.

Lichtblicke lösen die Faszination für Bioresonanz aus.

Wie mühsam versuchte man aus dem Arzneimittelbild der segensreichen traditionellen Verfahren der Pflanzenheilkunde und der Homöopathie Regulationsstörungen herzuleiten. Wie oft wurde das von Kritikern als reine Vermutungen abgetan. Wer heute diese traditionellen Methoden mit der Bioresonanz kombiniert, wird immer wieder aufs Neue davon fasziniert, wie sich das mit den bioenergetischen Frequenzen der Bioresonanztherapie bestätigen und noch weit mehr verfeinern lässt. Typisches Beispiel: Ergibt die mühsame Analyse zahlreicher Symptome beispielsweise die Mittel Lycopodium, Chelidonium und Nux vomica, so vermutet der erfahrene Analytiker eine Störung des Leber-Galle-Systems. Wie beeindruckend ist es, wenn sich das nicht nur exakt durch die Frequenzen der Bioresonanz im Test bestätigen und auf genaueste Bereiche, wie beispielsweise einer Gallenabflussstörung, präzisieren lässt. Noch überzeugender ist es, wenn man weit darüber hinaus Aufschluss erhält, aufgrund welcher Störfaktoren es zu solchen Regulationsstörungen kommt. Derartige Lichtblicke faszinieren die Menschen. Patienten genauso, wie erfahrene Therapeuten. Eine Beobachtung, die ich seit über fünfzehn Jahre immer wieder mache. An mir selbst, wie bei vielen anderen Therapeuten, die sich vom Skeptiker zum überzeugten Anwender entwickelt haben. Das mag das Geheimnis dafür sein, weshalb man die Bioresonanztherapie nicht mehr vermissen mag, wenn man sie erst einmal richtig kennengelernt hat. So möge es auch nicht als Anmaßung erscheinen, wenn ich Claude Bernards Erkenntnisse in die Neuzeit übersetze: „Der Keim und das Milieu sind nichts. Die Regulation ist alles". Die Bioresonanz nach Paul Schmidt gibt uns dafür das nötige Instrumentarium.

Wissenschaft entdeckt das Prinzip der Resonanz

Das Prinzip der Bioresonanz baut darauf auf, dass jede Materie, so auch Körperzellen, Mikroorganismen und vieles mehr, dank ihrer energetischen Struktur die ihnen typischen Energien abstrahlen. Man nennt sie Frequenzmuster. Die Bioresonanztherapie ermittelt diese Frequenzmuster, vergleicht sie mit einem zuvor definierten Sollwert und sendet harmonisierende Schwingungen an den Organismus, wenn sich in der Analyse entsprechende energetische Abweichungen zeigen. Man sagt auch „in Resonanz gehen". Lange Zeit wurde das von vielen Medizinern als Unfug bezeichnet. Noch immer herrscht in weiten Kreisen zweifelndes Kopfschütteln, obwohl immer mehr Therapeuten die Bioresonanztherapie nutzen. Nach wie vor fehlt leider ein anerkannter wissenschaftlicher Nachweis zur Wirksamkeit.

Da horcht jeder Anwender der Bioresonanztherapie auf, wenn Wissenschaftler aktuell davon ausgehen, dass unser

Gehirn die Kraft der Resonanz nutze. Das entdeckten jüngst Wissenschaftler aus Deutschland und Frankreich. Sie erklären, wie Nervenzellen miteinander über große Distanzen kommunizieren. Dazu die Universität Freiburg im Breisgau, veröffentlicht im Informationsdienst Wissenschaft (idw): „…Die Neurowissenschaftler … beschreiben … dass Resonanz die Schwingungen in der Aktivität der Nervenzellen so verstärken kann, dass sich die Signale weiter ausbreiten…" und weiter: „…Das Zusammenspiel von Erregung und Hemmung kann die Aktivität in einem Netzwerk um einen bestimmten Wert schwingen lassen. Netzwerke haben für gewöhnlich eine Frequenz, bei der die Schwingungen besonders stark sind …Schwingt die Aktivität mit dieser Frequenz, breiten sich Pulse viel weiter aus. Die Wissenschaftler gehen davon aus, dass in bestimmten Fällen die Resonanzverstärkung bei schwingenden Signalen die einzige Möglichkeit für eine Kommunikation über weite Strecken sein könnte…" (Quelle: Informationsdienst Wissenschaft (idw)) (https://idw-online.de/de/news601154)

Schlussfolgerungen für die Bioresonanz

Das ist zwar noch lange kein wissenschaftlicher Beweis für die Wirksamkeit der Bioresonanztherapie. Deren Vertreter gehen aber davon aus, dass die Therapie genau auf diesen Prinzipien beruht. Sie postulieren, dass diese Mechanismen nicht nur für die Nervenzellen gelten, sondern von grundsätzlicher Art sind. Jedenfalls können sie sich ein Stück weit durch solche Erkenntnisse bestätigt fühlen. Möglicherweise sind das kleine Schritte auf dem langen Weg, bis eines Tages nachgewiesen ist, dass die Bioresonanz auch wissenschaftlich funktioniert. Erste Forscher sind bereits auf diesen Weg, die Anwender erleben es schon längst in der täglichen Praxis.

In diesen Bereichen wird die Bioresonanz bislang genutzt

Das Hauptziel der Bioresonanztherapie ist es, die Selbstregulierung des Organismus zu unterstützen. Vor diesem Hintergrund wird schnell klar, dass die Bioresonanz sehr breit bei vielen gesundheitlichen Beeinträchtigungen genutzt werden kann.

Gleichwohl gibt es Behandlungsthemen, zu denen von vielen Therapeuten umfangreiche Erfahrungen vorliegen. Diese sind am Beispiel der Bioresonanz nach Paul Schmidt:

Allergien – hierbei handelt es sich tatsächlich um eine Domäne der Bioresonanztherapie. Schon früh hat sie gerade bei Allergien auf sich aufmerksam gemacht. Dabei geht es aber nicht nur darum, die Überempfindlichkeit gegenüber Allergenen, wie Pollen, zu harmonisieren, sondern den echten Ursachen von Allergien auf den Grund zu gehen. Dieser Ansatz ist stellvertretend für alle nachfolgend genannten Einsatzmöglichkeiten.

Bei der Stärkung der Abwehrkräfte, des Immunsystems, kann die Bioresonanz sehr hilfreich sein. Damit eingeschlossen sind Regulationen im Milieu der Viren, Bakterien, Parasiten und Pilze.

Bei entzündlichen Erkrankungen der Organe.

Bei akuten und chronisch-degenerativen Erkrankungen.

Bei Störungen des Verdauungssystems.

Bei Stoffwechselerkrankungen.

Als Begleittherapie bei Tumorerkrankungen. Manche Therapeuten wollen schon erfahren haben, nur mit der

Bioresonanz für Stabilität gesorgt zu haben, beispielsweise bei Patienten, die klinische Maßnahmen abgelehnt haben.

Bei Beschwerden des Bewegungsapparats, wie beispielsweise Rückenbeschwerden und Gelenkerkrankungen.

Bei Verletzungen und Störungen der Wundheilung.

Bei Schmerzen aller Art.

Bei funktionellen Störungen.

Wichtig für das Verständnis:

Die Bioresonanz behandelt keine Krankheiten im Sinne der Schulmedizin, die teilweise sogar dieser vorbehalten sind (wie beispielsweise die Infektionskrankheiten). Es geht hier vielmehr darum, dem Körper zu helfen, die Hintergründe, die zu solchen Erkrankungen führen, besser in den Griff zu bekommen, im Idealfall sogar zu überwinden.

Meine besonderen Erfahrungen mit der Bioresonanz nach Paul Schmidt

Ich habe es schon mehrfach angedeutet, dass ich auf meinem Weg mit der Bioresonanz die verschiedenen Verfahren kennengelernt habe. Sie alle hatten den Vorteil, dass sie mir Erkenntnisse brachten, die ich so vorher nie fand. Letztlich bin ich aber bei der Bioresonanz nach Paul Schmidt hängengeblieben und zwar gleich aus mehreren Gründen.

Die Bioresonanz nach Paul Schmidt überzeugt als eine sehr sanfte Mess- und Therapietechnik, die weder Patient noch Therapeut belastet. Es ist auffällig, dass es in all den beobachteten Fällen kaum oder nur zu sehr leichten Erstreaktionen kam. Erstreaktionen sind eigentlich nicht schlecht. Sie zeigen, dass der Körper ein Problem löst. Die Heftigkeit einer Erstreaktion hängt natürlich auch davon ab, was der Organismus an Problemfelder zu bewältigen hat. Aber auch ein Stück weit von der Therapieanwendung. Und dazu war bislang immer auffällig, dass die Erstreaktionen immer sehr schonend abliefen.

Möglich macht das ein spezielles Antennensystem (Das sogenannte passive Dipolantennensystem. Wenn Sie dazu tiefer in die Fachinformation einsteigen wollen, empfehle ich Ihnen, weiteres im Buch von Prof. Dietmar Heimes, Bioresonanz nach Paul Schmidt, nachzulesen. Dort wird das sehr ausführlich und fachlich fundiert beschrieben. Die Bezugsdaten finden Sie am Ende dieses Buches.). Dieses ermöglicht eine sanfte Harmonisierung aller maßgeblichen Frequenzen gleichzeitig. Hier erübrigt sich auch die mühsame Suche nach der richtigen Potenz. Das braucht man in diesem System nicht.

Sehr angenehm ist die leichte übersichtliche Anwendung, sowohl durch vorgegebene Programme, als auch in der individuellen Verwendung. Man ist immer wieder überrascht, wie einfach es ist, trotz der enormen technischen Innovationen, die darin stecken.

Die Geräte leben nicht nur für eine Generation, was den Therapeuten immer wieder zu neuen Investitionen herausfordern würde. Vielmehr wurde das System auf langlebige aufeinander aufbauende Module entwickelt. So kann der Therapeut seine Geräte dauerhaft nutzen. Die Grundausstattung ist bereits umfassend ausgerüstet und kann je nach individuellem Bedarf ergänz werden.

Neben diesen vielen fachlichen Vorteilen besticht auch die Entwicklung der Bioresonanz nach Paul Schmidt. Sie ist nach meinem Verständnis die derzeit fortschrittlichste und darüber hinaus stetig fortschreitende Technologie in diesem Bereich. Hinzu kommt, dass weltweit zahlreiche Experten für eine laufende Fortentwicklung sorgen, so dass das Verfahren eine Art eigendynamisches Leben entwickelt. Ein enormer Vorteil für den dauerhaften Fortbestand dieser Therapieform.

Aus Sicht des Anwenders ist die Bioresonanz nach Paul Schmidt mithin ein umfassendes, leicht im Alltag anwendbares und mit hoher Innovationskraft ausgestattetes Therapieverfahren. So das Ergebnis meiner langjährigen Beobachtung der Branche.

Typische Erfahrungsberichte zur Bioresonanz nach Paul Schmidt

Durch die intensive Beschäftigung mit dieser Therapieform habe ich zahlreiche Therapeuten kennengelernt und eine Vielzahl von Erfahrungsberichten sammeln können.

Das brachte mich auf die Idee, dafür ein eigenes Archiv zu schaffen. Die Veröffentlichung dieses Archiv erfolgt auf einer dafür eigens eingerichteten Webseite www.bioresonanz-erfahrungsberichte.de. Dieses Archiv soll dauerhaft ausgebaut werden, so dass jeder anwendende Therapeut sehr herzlich eingeladen ist, daran mitzuwirken. In absehbarer Zeit ist auch ein eigenes Buchprojekt dafür geplant.

Ein paar typische Fälle zur Veranschaulichung, die mir von Therapeuten bereitgestellt wurden:

• Eine 26-jährige Patientin litt unter heftigsten Allergien gegenüber einer Vielzahl von Lebensmitteln, wie Soja, Obst und Gemüse, die sie mehrmals in die Notaufnahme der Klinik führten. Nach den Behandlungen innerhalb eines halben Jahres kann die Patientin wieder fast alles essen. Selbst

Sojaprodukte lösen keine allergischen Reaktionen mehr aus.

• Eine 33-jährige Patientin litt unter verschiedenen auch schmerzhaften Autoimmunerkrankungen. Allergien, Psoriasis, Hashimoto-Thyreoiditis. Ferner hatte sie Depressionen und Phasen exzessiven Schlafbedürfnisses. Nach anfänglichen Erstreaktionen in Form von dezenten Kopfschmerzen und nach kurzzeitigem leichtem Aufflackern der Psoriasis war die Patientin nach rund einem dreiviertel Jahr stabilisiert.

• Die 4-jährige Patientin litt unter ständigen Atemwegsinfekten, an Bronchitiden und Lungenentzündungen. Offensichtlich schmerzhafte Atmung. Bereits nach zwei Behandlungen ging es der Patientin besser.

• Die 68-jährige Patientin litt seit 45 Jahren unter Polyarthritis bei deformierten Gelenken. Außerdem kamen eine Osteoporose und Wundheilungsstörung hinzu. Nach jahrelangen Beschwerden geht es der Patientin deutlich besser. Die Laborwerte hinsichtlich der Osteoporose sind wieder im Normbereich.

• 45-jährige Patientin litt seit ihrer Kindheit an sehr schmerzhaften Migräne-Attacken. Nach vier Wochen war die Patientin beschwerdefrei.

• Ein 2-jähriger Patient hatte seit mehreren Monaten Schlafstörungen, sowohl beim Einschlafen als auch beim Durchschlafen. Jetzt kann er gut schlafen.

• Eine 9-jährige Patientin litt unter rezidivierenden unklaren Schmerzen im Abdomen mit Diarrhoe. Sie hatte krampfartige Oberbauchbeschwerden, war appetitlos, verlor an Gewicht. Schon nach kurzer Zeit ging es ihr spürbar besser.

Das sind jetzt nur ein paar wenige Beispiele aus unserem

wachsenden Archiv. So positiv, wie sich diese auch anhören, soll an dieser Stelle nicht der Eindruck entstehen, als würde es sich hier um eine allheilende Wundertherapie handeln. Das wäre völlig falsch verstanden.

Die Entwicklung des Gesundheitszustandes eines individuellen Menschen hängt natürlich von seiner persönlichen Situation ab. So kann jede Therapie, egal um was es sich handelt, lediglich eine Hilfestellung sein. Darum geht es letztlich. Die Unterstützung des betroffenen Patienten oder des vorsorgenden Anwenders, um letztlich die Lebensqualität so gut wie möglich zu verbessern. Das ist die Botschaft.

Fassen wir nun die Erkenntnisse zu den naturheilkundlichen Ursachenbehandlungen zusammen an einem Beispiel:

Der besonnene Therapeut

Was wird ein besonnener Therapeut tun?
Zuerst einmal wird er sich einen Überblick verschaffen. Nehmen wir beispielsweise folgende Patientengeschichte an:

Ein 50-jähriger Patient leidet unter Prostatabeschwerden. Eine Vergrößerung hat die Harnröhre so komprimiert, dass der Harnfluss zwar noch funktioniert aber deutlich erschwert ist.

Außerdem ist der Patient Diabetiker, korpulent, und leidet unter Verdauungsproblemen wie Blähungen und Aufstossen.

Immer wieder plagen ihn Kreuzschmerzen und ab und an schmerzt der große Zeh.

Auffällig zeigen sich bei ihm Hautausschläge an den Unterschenkeln.

Familiär sind Gallensteine in der Familie bekannt.

Soweit macht das jeder Mediziner. Oder? Sie werden einwenden, dass Ihr Arzt vielleicht gar nicht so viel Zeit hat? Das ist ein anderes Problem. Aber ein ganzheitlich denkender Mediziner, wie in diesem Buch beschrieben, wird so vorgehen.

Und das ist bei weitem nicht alles. Er wird eine erste überschlägige Analyse machen und aufgrund seiner Erfahrungen zu folgenden Erkenntnissen gelangen:

• Die Rückenbeschwerden bringt er in Zusammenhang mit der Prostata. Lesen Sie nochmals nach im Buch, was Rückenschmerzen wirklich bedeuten.

• Beim schmerzenden Zeh denkt er an Gicht.

• Das zusammen mit der Zuckerkrankheit, der Adipositas (Korpulenz) und die Verdauungsprobleme lassen eine Stoffwechselstörung vermuten.

• Ein Blick in die Leitbahnen-Lehre der chinesischen Medizin verdichtet seinen Verdacht. Die Leber-Leitbahn läuft durch den Bauch (Verdauungsprobleme), durch den Unterleib (Prostata u.a.), die Beine hinunter (Hautausschläge) bis in den großen Zeh (Gicht).

• In diesem Zusammenhang denkt er auch an die Nieren. Ihre Leitbahnen gehen u.a. der Wirbelsäule entlang durch den Rücken (Rückenbeschwerden) und auch die Beine hinunter (Ausschläge).

• Darüber hinaus weiß er, dass Menschen mit Stoffwechselproblemen dazu neigen, Gries und Steine zu bilden. Unter anderem durch die Auskristallisierung von

Säuren. Werden diese ausgeschieden, führt der scharfe säurehaltige Harn zu permanenten Verletzungen der Harnwege, vor allem dort, wo es eng wird, zum Beispiel an der Prostata. Das ist ja das klinische Problem des Patienten.

• Die Tatsache, dass die Steine schon in der Familie als Gallensteine vorkamen, lässt ihn weiter vermuten, dass dieser Mensch von Geburt an zu Stoffwechselstörungen veranlagt ist.

• Schließlich ergab die erste Analyse die homöopathischen Mittel: Lycopodium, Sulfur und Pulsatilla. Der erfahrene Mediziner erkennt sofort, dass es sich um Mittel des Stoffwechsels unter anderem handelt, insbesondere für Leber, aber auch den Nieren.

Schon diese Erkenntnisse zeigen sehr viel an, wo der Patient seine größten Baustellen hat.

Im nächsten Schritt wird der Mediziner nun eine Vollanamnese machen wie mehrfach beschrieben. Also durch Betrachtung der äußeren Zeichen des Patienten, durch Befragung über frühere Leiden, am besten von Kopf bis Fuß, einschließlich des Zahnstatus, durch Präzisierung der Familienanamnese, durch die Erhebung der Gemütssituation, und so weiter. Ziel ist es, diese Erkenntnisse zu verfeinern. Immer wieder unter kritischer Betrachtung, ohne vorgefertigte Meinung.

Er wird durch diese Analyse auch die Konstitutionsmittel erarbeiten.

Es werden letztlich immer noch Fragen offen bleiben. Noch mehr Einblicke verschaffen kann nun die

Bioresonanzmethode. Sie deckt Erkenntnisse auf, von denen der Patient nicht berichten kann. Schlichtweg weil er sie nicht merkt. Denken Sie daran, dass die eigentliche Krankheit im Verborgenen abläuft.

Mit Hilfe dieser Technologie kann er jetzt die Regulationsverhältnisse und ihre Störungen diagnostizieren. Durch das Austesten bekommt er letztlich Hinweise auf Immunschwächen, Entgiftungsstörungen, Ungleichgewichte im Hormonsystem und Hinweise auf die Konstitutionen.
Und er wird sich mit den Ergebnissen nicht auf Dauer zufrieden geben. Die Analyse gibt ihm einen aktuellen Status. Die Situation verändert sich aber immer wieder. Außerdem kommen nach und nach immer mehr Erkenntnisse zusammmen, die beim ersten Mal gar nicht so offenkundig waren.

Schließlich wird er nach diesem Prinzip den Therapie-Vorschlag aufbauen. Dabei wird er strategisch so vorgehen:
Er behandelt die akuten Beschwerden und die drängenden gesundheitlichen Probleme. Sodann wird er sich dem wichtigsten zuwenden: Den Grundlagen. Und die werden ihn naturgemäß länger beschäftigen.

Dazu nutzt er die pflanzlichen Mittel genauso, wie die durch die Analyse erhobenen homöopathischen Mittel sowie die gemessenen Frequenzen aus der Bioresonanztherapie.

Zu gegebener Zeit wird er auch an so etwas wie eine Entgiftungskur denken.

Auch wird es dem Patienten die erste Last nehmen, wenn

er ihn von den Rückenschmerzen entlastet, wie zum Beispiel durch die genannte Dorn-Therapie.

Natürlich wird er seinem Patienten nicht alles gleichzeitig zumuten. Sondern er wird die ganze „Klaviatur" an Möglichkeiten von Termin zu Termin behutsam aufeinander und auf die jeweilige Situation abstimmen und sich so langsam aber stetig vorarbeiten.

Sie sehen also: So etwas ist eine Herausforderung an den Patienten wie an den Therapeuten gleichermaßen. Nur mit Ausdauer und Beständigkeit schaffen wir den Weg.

Oder an dem einprägsamen Bild erläutert: Um auf der Straße zu bleiben, müssen wir unser Auto ständig lenken. Genauso ist es mit der Gesundheit, um auf der Straße des Lebens zu bleiben. Viel Erfolg dabei.

Konnte ich Ihnen weiterhelfen?

Haben Sie neue Eindrücke gefunden? Fanden Sie das eine oder andere, was Ihnen weiterhilft?

Dann habe ich eine Bitte an Sie. Leser orientieren sich gerne an Rezensionen. Sie bestimmt auch. Doch woher kommen diese? Genau, von anderen Lesern. Und deshalb würde ich mich freuen, wenn Sie Ihre Meinung und Anregungen in Form einer kurzen Rezension auf Amazon hinterlassen. Einfach das Buch auf Amazon aufrufen und dort auf „Kundenrezension verfassen" klicken. Das geht ganz schnell, nicht länger als circa zwei Minuten. Dafür wäre ich Ihnen sehr dankbar und auch andere Menschen würden sich darüber freuen.

Selbstverständlich können Sie, wie schon an anderer Stelle angeboten, mir Ihr persönliches Feedback per E-Mail unter info@mediportal-online.eu mitteilen. Das hilft mir, die Bücher ständig zu verbessern.

Nochmals vielen herzlichen Dank für Ihre Geduld und Unterstützung.

Mit den besten gesundheitlichen Wünschen
Ihr Michael Petersen

Quellen:

(1) Catherine Rice, PhD, National Center on Birth Defects and Developmental Disabilities, CDC, Prevalence of Autism Spectrum Disorders --- Autism and Developmental Disabilities Monitoring Network, United States, 2006,
https://www.cdc.gov/mmwr/preview/mmwrhtml/s s5810a1.htm

(2) Autismus: Störungen im Belohnungssystem beeinträchtigen Sozialverhalten, Universität Basel, Informationsdienst Wissenschaft (idw), https://idw-online.de/de/news700377

(3) Und immer lockt das CCL17..., Rheinische Friedrich-Wilhelms-Universität Bonn, Informationsdienst Wissenschaft (idw),
https://idw-online.de/de/news701991

(4) Freund oder Feind, Fakt oder Fiktion: das Mikrobiom, Universitätsklinikum Ulm, Informationsdienst Wissenschaft (idw),
https://idw-online.de/de/news705209

(5) Testosteron aktiviert Risiko-Gene für Autismus, Universitätsklinikum Heidelberg, Informationsdienst Wissenschaft (idw),
https://idw-online.de/de/news705354

(6) Wie der Toxoplasmose-Parasit die Synapsen im Gehirn umbaut, Leibniz-Institut für Neurobiologie, Informationsdienst Wissenschaft (idw), https://idw-online.de/de/news705270

(7) Autismus-Spektrum-Störung: Stuhltransplantation lindert Symptome in offener Studie,
https://www.aerzteblatt.de/nachrichten/102339/Auti smus-Spektrum-Stoerung-Stuhltransplantation-lindert-Symptome-in-offener-Studie

(8) Prenatal and infant exposure to ambient pesticides and autism spectrum disorder in children: population based case-control study,

https://www.bmj.com/content/364/bmj.l962

(9) Autismus ist heilbar, Dr. Harald Blomberg, VAK Verlags GmbH, Kirchzarten bei Freiburg 2015

(10) UDE/UK Essen: Ein Auslöser für Multiple Sklerose entdeckt, Universität Duisburg-Essen, Informationsdienst Wissenschaft (idw), https://idw-online.de/de/news653024

DER AUTOR

Michael Petersen, geboren 1962, aufgewachsen in Karlsruhe, lebt heute mit seiner Familie im Allgäu. Heilpraktiker, Online-Redakteur und Autor. Nach langjähriger Tätigkeit in einer großen Praxis, gibt er heute seine Erfahrungen auf publizistischem Wege weiter. Erfahrungen aus über fünfzehn Jahren mit dem ganzheitlich ursachenorientierten Ansatz und speziell der Bioresonanztherapie – beobachtet und analysiert an zahlreichen Patienten.

Weitere Bücher des Autors

Vom Schmerz zur Heilung

Das Werk zeigt einen spannenden Lösungsweg auf, von einer schweren gesundheitlichen Krise zurück zu einem gesunden Leben. Der Autor Michael Petersen erzählt darin seine ganz persönliche Geschichte und wie er Dank eines speziellen Ansatzes zurück zur Gesundheit gefunden hat.

Es ist wohl eine der tiefgründigsten Einführungen in die wirklichen Geheimnisse der Gesundheit.

Michael Petersen, Verlag Tredition

ISBN 978-3-7345-4202-2

Bluthochdruck Gefahr muss nicht sein

Der Hauptgrund, weshalb Menschen mit Bluthochdruck dauerhaft Tabletten schlucken müssen, besteht darin, dass die Ursachen zu wenig beachtet werden. Der clevere Weg ist der ursachenorientierte Ansatz.

In dem Buch wird genau dieser ursachenorientierte Ansatz beschrieben und wie Sie ihn nutzen können.

Michael Petersen, Amazon

ISB 978-1-9803-0247-6

Der Trick mit dem Immunsystem

Das Immunsystem kann durch eine Vielzahl von Faktoren empfindlich gestört werden. Mit der Folge schwerer Erkrankungen.

In dem Buch wird erläutert, worin diese Fallen liegen. Und was Sie tun können, um ihnen zu begegnen.

Michael Petersen, Amazon

ISBN 978-1-5498-0187-7

Übersäuerung Nein, Danke!

Vor dem Hintergrund einwandfreier Laborwerte bleiben Übersäuerungen oft unentdeckt. Viele Menschen leiden jedoch unter Beschwerden, die auf eine Übersäuerung hinweisen. Typisch sind Schmerzen im ganzen Körper, Gicht, Rheuma, Arteriosklerose, Übergewicht, häufige Infekte, Müdigkeit, Erschöpfung und vieles mehr. Doch warum wird das so selten erkannt? Und was ist zu tun?

Der Autor gibt darauf Antworten. Er erläutert die Hintergründe und beschreibt, wie Sie den Säure-Basen-Haushalt gesund im Gleichgewicht halten können. Neben zahlreichen natürlichen Ansätzen geht er auf eine ganz spezielle Methode ein, mit der er solche Hintergründe regelmäßig aufspürt.

ISBN 978-1-7964-2056-2

PERSPEKTIVEN BEI AUTISMUS

Wichtige Hinweise
Diese Informationen können den Besuch beim Therapeuten
nicht ersetzen. Verwenden Sie deshalb unsere Informationen
nie als alleinige Grundlage für Ihre gesundheitlichen
Entscheidungen. Die Fragen nach einer Behandlung und
Therapie kann immer nur aufgrund Ihrer individuellen Situation
beantwortet werden. Selbstmedikationen können daher nicht
empfohlen werden. Unsere Informationen sollen Ihnen lediglich
dazu verhelfen, die Zusammenhänge besser zu verstehen und
ein Gespräch mit einem Therapeuten vorzubereiten.
Der Inhalt und die Beiträge wurden sorgfältig recherchiert.
Dennoch wird eine Haftung ausgeschlossen.
Es wird keine Verantwortung übernommen für genannte
Internetseiten, deren Verknüpfungen und Verweise zu anderen
Internetseiten. Die aufgeführten Internetseiten und deren
Informationen werden unter ausdrücklicher Missbilligung aller
damit eventuell verbundenen Rechtsverletzungen genannt. Die
aufgeführten Informationen und Adressen sind öffentlich
zugänglich. Herausgeber, Verlag und Autor distanzieren sich von
allen Äußerungen, die im Sinne von § 111 Strafgesetzbuch
verstanden werden könnten. Dies ist weder beabsichtigt noch
gewollt.
Produktnamen, Firmennamen, Logos und Warenzeichen sind
das Eigentum des jeweiligen Inhabers. Sie werden von uns nur
zu Informationszwecken genannt.
Vervielfältigungen jeder Art, auch Fotokopien, sind unzulässig.

www.ingramcontent.com/pod-product-compliance
Lightning Source LLC
Chambersburg PA
CBHW070425290526
45791CB00005B/1846